Arbeitsbuch Arzneistoffsynthese

Eine praxisorientierte Anleitung für Pharmazie- und Chemiestudierende

Holger Stark, Gregor Radau, Andreas Link, Markus Falkenstein

Arbeitsbuch Arzneistoffsynthese

Eine praxisorientierte Anleitung für Pharmazie- und Chemiestudierende

Holger Stark, Gregor Radau, Andreas Link, Markus Falkenstein

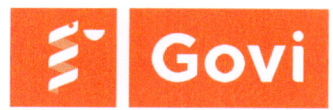

ISBN 978-3-7741-1165-3 (eBook: ISBN 978-3-7741-1540-8)
© 2021 Govi (Imprint) in der Avoxa – Mediengruppe Deutscher Apotheker GmbH,
Apothekerhaus, Eschborn, Carl-Mannich-Straße 26, 65760 Eschborn
avoxa.de, govi.de

Alle Rechte vorbehalten.
Kein Teil des Werkes darf in irgendeiner Form (durch Fotografie, Mikrofilm oder ein anderes Verfahren) ohne schriftliche Genehmigung des Verlages reproduziert oder unter Verwendung elektronischer Systeme verarbeitet, vervielfältigt oder verbreitet werden. Geschützte Warennamen (Warenzeichen) werden nicht besonders kenntlich gemacht. Aus dem Fehlen eines solchen Hinweises kann also nicht geschlossen werden, dass es sich um einen freien Warennamen handelt.
Titelbild: © Grispb – stock.adobe.com
Satz: Fotosatz Buck, Kumhausen/Hachelstuhl
Druck und Verarbeitung: Elanders GmbH, Waiblingen
Printed in Germany

Bibliografische Information der Deutschen Nationalbibliothek
Die Deutsche Nationalbibliothek verzeichnet diese Publikation in der Deutschen Nationalbibliografie; detaillierte bibliografische Daten sind im Internet über http://dnb.d-nb.de abrufbar.

Wichtiger Hinweis
Die überwiegende Verwendung der männlichen Form (z. B. Apotheker) geschieht ausschließlich aus Gründen der besseren Lesbarkeit. Sämtliche Personenbezeichnungen gelten gleichermaßen für alle Geschlechter (m/w/d).

Inhaltsverzeichnis

Vorwort ... 9

1 Radikalische Substitution ... 11
    1.1   3-Bromcyclohexen ... 13
    1.2   1-(Brommethyl)-2-nitrobenzen ... 15
    1.3   Chlorcyclohexan ... 17

2 Nukleophile Substitution am sp³-hybridisierten Atom ... 19
    2.1   *N,N*-Dimethylpiperidiniumiodid ... 22
    2.2   Brombutan ... 24
    2.3   Butylethylether ... 25
    2.4   1-Iodbutan ... 27
    2.5   1-(2-Nitrobenzyl)pyridiniumbromid ... 29
    2.6   3-(Chlormethyl)phenol ... 30
    2.7   2-(3-Hydroxyphenyl)acetonitril ... 32
    2.8   2-(Diethylamino)-*N*-(2,6-dimethylphenyl)acetamid ... 34

3 Addition an nicht aktivierte C-C-Mehrfachbindungen ... 37
    3.1   *trans*-1,2-Dibromcyclohexan ... 39
    3.2   *trans*-1,2-Cyclohexandiol ... 41
    3.3   (*R,S*)-Dibrombernsteinsäure ... 43
    3.4   Bicyclo[2.2.2]-2,3;5,6-dibenzoocta-2,5-dien-7,8-dicarbonsäure-anhydrid ... 45
    3.5   *endo*-Bicyclo[2.2.1]hept-2-en-5,6-dicarbonsäureanhydrid ... 46

4 Eliminierung unter Bildung von C-C-Mehrfachbindungen ... 49
    4.1   Cyclohexen ... 52
    4.2   Cyclohexa-1,3-dien ... 53

5 Substitution am Aromaten ... 55
    5.1   2,4-Dihydroxybenzoesäure ... 57
    5.2   2-Nitrophenol ... 59
    5.3   4-Nitrophenol ... 59
    5.4   4-Nitroacetanilid ... 62

5.5 *N,N*-Dimethyl-4-nitrosoanilin ... 65

5.6 4-Iodanilin ... 67

5.7 2,4,6-Tribromphenol ... 69

5.8 3-(*N,N*-Dimethylaminomethyl)indol ... 71

5.9 5-Nitrofurfurylidendiacetat ... 73

6 Reaktionen von Carbonylverbindungen ... 76

6.1 2-Acetoxybenzoesäure ... 78

6.2 Adipinsäurediethylester ... 79

6.3 Benzoesäureethylester ... 81

6.4 4-Aminobenzoesäureethylester ... 83

6.5 4-Hydroxybenzoesäuremethylester ... 85

6.6. Acetylcholinchlorid ... 87

6.7 *N*-(4-Hydroxyphenyl)acetamid ... 89

6.8 *N*-Benzoylglycin ... 91

6.9 2-Chlor-*N*-(2,6-dimethylphenyl)acetamid ... 93

6.10 *N*-Hydroxybenzamid ... 94

6.11 Isonicotinsäurehydrazid ... 96

6.12 4-Hydroxybenzoesäurehydrazid ... 99

6.13 Metformin-Hydrochlorid ... 101

6.14 2-(4-Nitrophenyl)-1,3-dioxolan ... 102

6.15 2,2-Dimethyl-1,3-dioxan-4,6-dion ... 104

6.16. 4-Hydroxybenzoesäure-(5-nitrofurfuryliden)-hydrazid ... 106

6.17 Zimtsäure ... 108

6.18 Dibenzylidenaceton ... 111

6.19 Nifedipin ... 112

6.20 1-(4-Hydroxyphenyl)ethanonoxim ... 114

6.21 *N*-Phenylacetamid ... 116

7 Reaktionen weiterer heteroanaloger Verbindungen ... 118

7.1 2-Nitrobenzaldehyd ... 120

7.2 Salicylsäure ... 123

7.3 β-Naphtholorange-Natrium ... 125

7.4 4-Chlorbenzoesäure ... 127

7.5 (-)-4-Toluensulfonsäure-menthylester ... 130

8 Oxidationen und Reduktionen 132
8.1 Diphenylmethanol 134
8.2 3-(Hydroxymethyl)phenol 136
8.3 3-Phenylpropionsäure 138

9 Umlagerungsreaktionen 140
9.1 Benzilsäure 141
9.2 Anthranilsäure 143
9.3 *N*-(4-Hydroxyphenyl)acetamid 145

10 Umpolungsreaktionen 148
10.1 Diphenylmethanol 150
10.2 Triphenylmethanol 152

11 Sonstige Stoffumsetzungen 156
11.1 *N*-Bromsuccinimid 157
11.2 Nylon 6.10 159

Kniffe & Tricks 161
Tipp 1: „Handschuhe tragen" 161
Tipp 2: „Neutralisieren, Ansäuern, Alkalisieren" 161
Tipp 3: „Unter Zusatz von Aktivkohle umkristallisieren" 162
Tipp 4: „Zugabe von konzentrierter Säure" 162
Tipp 5: „Über Natriumsulfat trocknen" 163
Tipp 6: „Eine Lösung am Rotationsverdampfer bis zur Trockne einengen" 163
Tipp 7: „Mit Wasser waschen" 163
Tipp 8: „Säulenchromatographische Reinigung" 163
Tipp 9: „Im Exsikkator über $CaCl_2$ trocknen" 164
Tipp 10: „Umkristallisieren" 164
Tipp 11: „Ausschütteln" 165
Tipp 12: „Die noch heiße Reaktionslösung unter intensivem Rühren vorsichtig in Eiswasser gießen" 166
Tipp 13: „Das auskristallisierte Rohprodukt mit Eiswasser waschen" 166
Tipp 14 „Aussalzen" 166
Tipp 15: „Anpressen des Filterkuchens" 166

Register 167

Vorwort

Die ersten Schritte in der praktischen Synthese von biologisch aktiven Stoffen sind neben den theoretischen Grundlagen häufig von zahlreichen praktischen Problemen begleitet. Die kleinen Kniffe und Tricks, die mit einer erfolgreichen Synthese, mit höheren Ausbeuten und einer erleichterten Aufarbeitung verbunden sind, werden häufig im studentischen Praktikum durch die Hinweise der betreuenden Assistenten vermittelt. Wir haben in den letzten Jahren zahlreiche Synthesepräparate in solchen Praktika betreut und die wichtigsten Hinweise zur sicheren und erfolgreichen Handhabung hier mit aufgeführt. Die Versuche wurden tatsächlich problemlos durchgeführt. Es wurden nur solche Präparate aufgenommen, die mehrmals von den Studierenden mit diesen Anweisungen unkompliziert nachvollzogen werden konnten. Die tatsächliche Anzahl der verschiedenen Synthesestufen war erheblich höher, aber zumeist mit recht unterschiedlichen Problematiken verbunden. Diese Einführung in die praktischen Synthesearbeiten sind für die ersten Erfahrungen vorgesehen und müssen durch umfangreiche theoretische Vor- und Nachbereitung ergänzt werden. Da es zur Theorie genügend ausgezeichnete Lehrbücher mit unterschiedlichen Zielsetzungen gibt, sind diese Anteile hier bewusst nur als orientierende Einführung in die Thematik formuliert worden. Es sollte ein kleines praxisorientiertes Buch mit einer Sammlung von Synthesevorschriften erstellt werden, das dem Anfänger unterschiedliche Reaktionsschritte und die ersten Wirkstoffstrukturen nahebringt. Es ist ausdrücklich kein ausführliches Lehrbuch im klassischen Sinn.

Wir hoffen, dass dieses Konzept sowohl von Studierenden als auch vom Lehrkörper angenommen werden wird und zukünftig weitere Syntheseschritte integriert werden können. Entsprechende Zuschriften werden in eigenen Praktika überprüft und dann evtl. in einer späteren Auflage integriert – wir würden uns freuen.

Wir möchten uns ausdrücklich bei den zahllosen Studierenden der Pharmazie in Greifswald und Düsseldorf, Assistenten und technischen Mitarbeitern der beiden beteiligten Universitäten bedanken, die an diesem Buch beteiligt waren. Ferner möchten wir uns bei der Redaktion, insbesondere bei Herrn Prof. Axel Helmstädter für die hervorragende Zusammenarbeit herzlich bedanken.

Düsseldorf und Greifswald, Juli 2021,
H. Stark, M. Falkenstein, G. Radau und A. Link

1 Radikalische Substitution

$2\,R^\bullet +$ [Cyclopentan mit H] $\longrightarrow$ [Cyclopentan mit R] $+\ RH$

Radikalische Substitutionen bezeichnen Reaktionen, in denen eine Abgangsgruppe gegen ein radikalisches Teil getauscht (damit substituiert) wird. Dabei wird die Abgangsgruppe zum Radikal. Als Radikale werden Atome mit einem ungepaarten Elektron bezeichnet. Das Bestreben, diesen energetisch ungünstigen Zustand zu verlassen, ist sehr groß und bildet die Triebkraft für die hohe Reaktionsfreudigkeit von Radikalen.

Halogene wie Cl_2 und Br_2 werden durch Licht homolytisch gespalten. Die resultierenden Atome weisen ungepaarte Elektronen auf. Sie stellen somit im Labor besonders leicht zu erzeugende Radikale dar.

Radikalenstehung

$Cl\text{—}Cl \longrightarrow Cl^\bullet + Cl^\bullet$

Homolyse

$R\text{–}\ddot{O}H + H\text{—}Br \longrightarrow R\text{–}OH_2 + Br^\bullet$

Abstraktion

$Br^\bullet + R\text{–}C(CH_3)=CH_3 \longrightarrow R\text{–}CBr(CH_3)\text{–}C(CH_3)$

Addition

Eine elegante Alternative zur Erzeugung von Radikalen besteht in der thermischen Spaltung sogenannter Radikalstarter-Moleküle wie Azobis(isobutyronitril), AIBN. AIBN kann als trockenes Pulver unter Kühlung gelagert und bei Bedarf genau eingewogen werden. Beim Erwärmen zerfällt es unter Verlust von N_2 in zwei Moleküle des abgebildeten Radikals (Abb.).

Reaktionsübersicht

Radikalische Reaktionen laufen in Reaktionsketten ab.

1. Kettenstart: Radikal wird erzeugt; Homolyse einer Bindung; Radikalstarter (z. B. Peroxide, Halogene)
2. Kettenreaktion: Addition/ Abstraktion
3. Kettenabbruch: Radikal-Radikal-Reaktion

Radikalstabilität

Zunahme der Stabilität/Abnahme Dissoziationsenergie Neutralteilchen

Steuerung/Selektivität

Selektivität: Stabilität des Zwischenproduktes (Hyperkonjugation)
Steuerung: Eduktkonzentration (vgl. *N*-Bromsuccinimid)

Würde man zur Synthese des ersten Präparats 1.1 (3-Bromcyclohexan) Br_2 und AIBN Cyclohexen einwirken lassen, würde anstatt einer Substitutionsreaktion eine radikalische Addition (A_R) an die Doppelbindung ablaufen und ein anderes Produkt gebildet werden. Solche Additionsreaktionen sind typisch für Alkene und würden unter Aufhebung des π-Anteils einer Doppelbindung und Neubildung zweier σ-Bindungen zur Bildung von *cis*- und *trans*-1,2-Dibromcyclohexan (s. Kap. 3, P3.1.) führen. Wird aber die selektive Brom-Substitution in Allylstellung zur Doppelbindung angestrebt, muss die Konzentration an Brommolekülen minimiert werden, um die Addition weniger wahrscheinlich zu machen und diese Konkurrenzreaktion zurückzudrängen. Dies kann nach A. Wohl mit *N*-Halogenverbindungen und nach K. Ziegler et al. am besten durch Einsatz von *N*-Bromsuccinimid realisiert werden: 1,2-Dibromcyclohexane werden höchstens als Verunreinigung des racemischen Hauptprodukts 3-Bromcyclohexen (1.1) erhalten.

1 Radikalische Substitution

> **INFO: N-Bromsuccinimid (NBS).** NBS lässt sich durch Einwirkung von Brom auf eine kalte wässrige alkalische Lösung von Succinimid (Bernsteinsäureimid) herstellen. Das farblose NBS kann daher mit Spuren von Brom verunreinigt sein und ist dann rotbraun. Diese Bromspuren können ausgenutzt werden, um die Reaktion auch ohne AIBN-Zugabe, allein durch Lichteinwirkung auf Br_2 und homolytische Spaltung zu Bromradikalen ablaufen zu lassen.
>
> Da NBS im verwendeten Lösungsmittel CCl_4 schlecht löslich ist, liegt zu Beginn der Reaktion ein sichtbarer Bodenkörper von ungelöstem NBS vor. Die fortschreitende Umwandlung des NBS in das besser lösliche bromfreie O-Alkylderivat kann deswegen indirekt beobachtet werden. Gleichzeitig scheidet sich gebildetes, in CCl_4 sehr schwer lösliches Succinimid ab und schwimmt, da es nicht mehr halogenhaltig ist, als farbloser Feststoff auf dem Lösungsmittel CCl_4, das durch eine sehr hohe Dichte gekennzeichnet ist. Im Prinzip kann Succinimid damit leicht vollständig recycled werden, was schon 1942 von Ziegler unterstrichen wurde und was aus ökologischer Sicht ein Vorteil ist.

1.1 3-Bromcyclohexen

4.1.	11.1.		1.1.	
C_6H_{10}	$C_4H_4BrNO_2$		C_6H_9Br	$C_4H_5NO_2$
$M_r = 82{,}14$	$M_r = 177{,}98$		$M_r = 161{,}04$	$M_r = 99{,}09$

Benötigte Geräte:
250 mL Rundkolben, Rückflusskühler, Destillationsapparatur (mit Kolonne)

Darstellung[1]:
In einem 250 mL Rundkolben wird ein Gemisch aus 17,80 g N-Bromsuccinimid (**11.1.**, 100,00 mmol) und 41,07 g Cyclohexen (**4.1.**, 50,7 mL, 500,00 mmol) in 75 mL Tetrachlorkohlenstoff 2 h unter Rückfluss erhitzt. Nach dem Abkühlen und Filtrieren werden die leichtflüchtigen Bestandteile (CCl_4, überschüssiges Cyclohexen) am Rotationsverdampfer abdestilliert und der verbleibende Rückstand im Vakuum destilliert (**Tipp 6**, Siedebereich: 70-72 °C/25 mbar).
  Ausbeute: 7,50 g (46,6 %).

Ansatz:

	Cyclohexen	*N*-Bromsuccinimid	Tetrachlorkohlenstoff
Stoffmenge	500,00 mmol	100,00 mmol	-
Einwaage	41,07 g; 50,7 mL	17,80 g	75 mL
Summenformel	C_6H_{10}	$C_4H_4BrNO_2$	CCl_4
Molmasse [g/mol]	82,14	177,98	153,82
Dichte [g/cm³]	0,811	-	1,594
CAS-Nr.	110-83-8	128-08-5	56-23-5
GHS-Pictogramm			
H-Satz	H225, H304, H315, H336, H410	H302, H314	H301+H311+H331, H317, H351, H372, H412, H420
P-Satz	P210, P240, P273, P301+P330+P33, P302+P352, P403+P233	P280, P305+P351+P338, P310	P261, P273, P280, P301+P310+P330, P403+P233, P502

Bemerkungen:

Destilliert man das Lösungsmittel Tetrachlorkohlenstoff (vgl. S. 16) und das nicht-umgesetzte Cyclohexen sorgfältig am Rotationsverdampfer, lassen sich diese Lösungsmittel für eine weitere Reaktion wiedergewinnen. Dies ist vor allem hinsichtlich des im fünffachen Überschuss eingesetzten Cyclohexens sinnvoll.

Charakterisierung:

Siedebereich: 70-72 °C/25 mbar (Lit.: 60-65 °C/25 mbar [2]).
IR (cm⁻¹): 3030, 2930, 2830, 1638, 1433, 1392, 1319, 1252, 1182, 1133, 1087, 1032, 997, 918, 859, 827, 728, 578, 514, 451.
¹H-NMR (400 MHz, CDCl₃): δ (ppm) = 5.90-5.94 (1H, m, $H_{olefin.}$), 5.80-5.85 (1H, m, $H_{olefin.}$), 4.83-4.87 (1H, m, CHBr), 1.65-2.22 (6H, m, CH_2).

Literatur:

1. L. Gattermann, T. Wieland; Die Praxis des organischen Chemikers, 43. Aufl., De Gruyter Verlag, Berlin, New York, S. 197 (1982).
2. G. Wittig und F. Vidal; Chem. Ber. *81*, 368-371 (1948).

1.2 1-(Brommethyl)-2-nitrobenzen

(2-Nitrobenzylbromid, Edukt für **2.5.**)

2-Nitrotoluen (C₇H₇NO₂, M_r = 137,14) + N-Bromsuccinimid (**11.1.**) in CCl₄ bei 80 °C → 1-(Brommethyl)-2-nitrobenzen (**1.2.**, C₇H₆BrNO₂, M_r = 216,03)

Benötigte Geräte:
250 mL Rundkolben, Rückflusskühler, Ölbad (Heizpilz)

Darstellung[1]:
Achtung: 1-(Brommethyl)-2-nitrobenzen ist schleimhautreizend! Bei der Durchführung der Synthesearbeiten sowie beim Spülen der Glasgeräte sollten Handschuhe getragen und die Hände nach Abschluss der Arbeiten gründlich gewaschen werden (**Tipp 1**).

In einem 250 mL Rundkolben wird ein Gemisch aus 13,71 g 2-Nitrotoluen (100,00 mmol, 11,8 mL), 16,02 g N-Bromsuccinimid (**11.1.**, 90,00 mmol) und 0,10 g α,α-Azobisisobutyronitril in 60 mL Tetrachlorkohlenstoff langsam bis zum Rückfluss erhitzt. Während der ersten zwei Stunden intensiviert sich die Farbe des Gemisches von gelb nach orange. Die Reaktion ist beendet, wenn – nach kurzer Unterbrechung des Erhitzens und Rührens – der Feststoff (N-Bromsuccinimid) nicht mehr am Boden liegt, sondern auf der Oberfläche schwimmt (Succinimid), was nach ca. 6-8 Stunden eintritt. Der Feststoff wird von der noch heißen Lösung durch Filtration getrennt und mit 20 mL heißem Tetrachlorkohlenstoff gewaschen. Das aus dem abgekühlten Filtrat auskristallisierte Rohprodukt wird filtriert, aus Ethanol/Diethylether umkristallisiert (**Tipp 10**), erneut filtriert und im Exsikkator (CaCl₂) getrocknet (**Tipp 9**).

Ausbeute: 14,15 g (72,8 %, bezogen auf N-Bromsuccinimid).

Ansatz:

	2-Nitrotoluen	N-Bromsuccin-imid	α,α-Azobisiso-butyronitril	Tetrachlorkohlen-stoff
Stoffmenge	100,00 mmol	90,00 mmol	-	-
Einwaage	13,71 g; 11,8 mL	16,02 g	0,10 g	60 mL
Summenformel	$C_7H_7NO_2$	$C_4H_4BrNO_2$	$C_8H_{12}N_4$	CCl_4
Molmasse [g/mol]	137,14	177,98	164,21	153,82
Dichte [g/cm³]	1,163	-	-	1,594
CAS-Nr.	88-72-2	128-08-5	78-67-1	56-23-5

	2-Nitrotoluen	N-Bromsuccin-imid	α,α-Azobisiso-butyronitril	Tetrachlorkohlen-stoff
GHS-Pictogramm				
H-Satz	H302, H340, H350, H361f, H411	H302, H314	H242, H302, H332, H412	H301+H311+H331, H317, H351, H372, H412, H420
P-Satz	P201, P273, P308+P313	P280, P305+P351+P338, P310	P210, P273, P280	P261, P273, P280, P301+P310+P330, P403+P233, P502

Bemerkungen:

Der Ansatz ist auch auf 1 mol skalierbar. In der Originalvorschrift[1] wird Benzoylperoxid als Radikalstarter verwendet. Als thermisch aktivierbarer Initiator kann jedoch genauso gut, und vor allen Dingen sicher, α,α-Azobisisobutyronitril (AIBN) verwendet werden. Das Erhitzen sollte langsam erfolgen, um ein plötzliches übermäßiges Aufschäumen beim Start der radikalischen Reaktion zu vermeiden. 1-(Brommethyl)-2-nitrobenzen (**1.2.**) kann lt. Originalvorschrift ungereinigt der Synthese von 1-(2-Nitrobenzyl)pyridiniumbromid (**2.5.**) zugeführt werden. Es sollte dennoch durch Umkristallisation gereinigt werden, um eine korrekte Charakterisierung von **1.2.** vornehmen zu können. Zudem ist es für die Ansatzberechnung der Synthese von **2.5.** wichtig zu wissen, wie groß der Grad der Verunreinigung ist. Tetrachlorkohlenstoff ist aufgrund der Toxizität und der Risiken bei der Handhabung in vielen Ländern nicht mehr erlaubt. Alternativ erlauben manche Methoden unter Phasen-Transfer-Bedingungen (PTC) ähnliche Ausbeuten. Die Verwendung anderer Lösemittel (Chlororform, Dichlormethan, Acetonitril, Ethanol etc.) ist der Verwendung von Tetrachlorkohlenstoff eindeutig vorzuziehen, auch wenn nicht die maximalen Ausbeuten erreicht werden. Aspekte der Toxizität und des Umweltschutzes haben hier eindeutig den Vorrang.

Charakterisierung:

Schmp.: 43-45 °C (Lit.: 42-44 °C [2])
IR (cm^{-1}): 3109, 2856, 1607, 1576, 1519, 1447, 1431, 1339, 1309, 1226, 1204, 1153, 1117, 1077, 999, 967, 875, 858, 807, 792, 750, 696, 664, 601, 573, 539, 461.
^{1}H-NMR (400 MHz, CDCl$_3$): δ (ppm) = 8.06 (1H, dd, 7.6 Hz + 1.2 Hz, H-3$_{aromat.}$), 7.63 (1H, td, 7.6 Hz + 1.2 Hz, H-5$_{aromat.}$), 7.58 (1H, dd, 7.6 Hz + 1.6 Hz, H-6$_{aromat.}$), 7.50 (1H, td, 7.6 Hz + 1.6 Hz, H-4$_{aromat.}$), 4.84 (2H, s, CH$_2$).

Literatur:

1. A. Kalir; Org. Synth. *46*, 81-84 (1966).
2. M.T. Makhija, R.T. Kasliwal, V.M. Kulkami und N. Neamati; Bioorg. Med. Chem. *12*, 2317-2333 (2004).

1.3 Chlorcyclohexan

C_6H_{12} + Cl_2O_2S →[AIBN, 80 °C, 2 h] $C_6H_{11}Cl$ (1.3.)

| C_6H_{12} | Cl_2O_2S | $C_6H_{11}Cl$ |
| $M_r = 84{,}16$ | $M_r = 134{,}97$ | $M_r = 118{,}60$ |

Benötigte Geräte:
50 mL Rundkolben, Intensivkühler, Magnetrührer, Ölbad

Darstellung[1, 2]:
Die Reaktion ist in einem gut arbeitenden Abzug durchzuführen, da Sulfurylchlorid ätzend ist und die während der Reaktion entstehenden Abfallprodukte ebenfalls ätzend (Chlorwasserstoff) bzw. toxisch (Schwefeldioxid) sind.

In einem 50 mL Rundkolben, der vor Beginn der Reaktion ausgewogen wird, werden 8,42 g Cyclohexan (100,00 mmol, 10,8 mL), 10,80 g Sulfurylchlorid (80,00 mmol, 6,5 mL) und 0,10 g α,α-Azobisisobutyronitril miteinander gemischt und 2 h unter schwachem Rückfluss gerührt. Nach einer Stunde wird der Kolben aus dem Ölbad genommen, kurz abgekühlt und gewogen, um festzustellen, ob der theoretische Gewichtsverlust (s. Bemerkungen) eingetreten ist. Ist dies noch nicht der Fall, wird eine weitere Spatelspitze α,α-Azobisisobutyronitril zugegeben und eine weitere Stunde wie zuvor gerührt. Sollte nach der zweiten Stunde des Rührens keine nennenswerte Verbesserung der Umsetzung zu verzeichnen sein, wird das Reaktionsgemisch nach dem Abkühlen mit 10 mL Eiswasser ausgeschüttelt und die organische Phase nach der Abtrennung solange mit Na_2CO_3-Lösung (je 10 mL) ausgeschüttelt (**Tipp 11**), bis die gesamte Säure vollständig entfernt wurde (mit pH-Papier kontrollieren).

Die resultierende organische Phase wird mit gesättigter NaCl-Lösung (10 mL) ausgeschüttelt, über Na_2SO_4 getrocknet (**Tipp 5**) und nach der Filtration unter Normaldruck fraktioniert destilliert.

Ausbeute: 1,45 g (15,4 %, bezogen auf Sulfurylchlorid).

Ansatz:

	Cyclohexan	Sulfurychlorid	α,α-Azobisisobutyronitril
Stoffmenge	100,00 mmol	80,00 mmol	-
Einwaage	8,42 g; 10,8 mL	10,80 g; 6,5 mL	0,10 g
Summenformel	C_6H_{12}	Cl_2O_2S	$C_8H_{12}N_4$

	Cyclohexan	Sulfurylchlorid	α,α-Azobisisobutyronitril
Molmasse [g/mol]	84,16	134,97	164,21
Dichte [g/cm^3]	0,779	1,667	-
CAS-Nr.	110-82-7	7791-25-5	78-67-1
GHS-Pictogramm			
H-Satz	H225, H304, H315, H336, H410	H330, H314, H335	H242, H302, H332, H412
P-Satz	P210, P240, P273, P301+P330+P331, P302+P352, P403+P23	P261, P280, P305+P351+P338, P310	P210, P280, P273

Bemerkungen:
Während der Chlorierung entstehen aus dem Sulfurylchlorid neben dem gewünschten Produkt Chlorwasserstoff und Schwefeldioxid in jeweils äquimolaren Mengen. Da diese Abfallprodukte als Gase das Reaktionsgemisch verlassen, verringert sich die Gesamtmasse des Reaktionsgemisches entsprechend. Somit können mit 80 mmol Sulfurylchlorid im günstigsten Falle 80 mmol Cyclohexan chloriert werden. Dabei entstehen jeweils 80 mmol Chlorwasserstoff und Schwefeldioxid, die nahezu quantitativ das Gemisch verlassen (2,92 g Chlorwasserstoff bzw. 5,12 g Schwefeldioxid). Gleichzeitig würde mit der Chlorierung von 80 mmol Cyclohexan ein Zuwachs des Gesamtgewichtes von 1,07 g einhergehen. In der Gesamtbilanz wäre mit einer 100 %igen Umsetzung eine Gewichtsreduktion von 6,97 g verbunden.

In der Literatur ist oft der Hinweis zu finden, dass die Reaktion beendet sei, wenn keine Gasentwicklung mehr zu beobachten wäre. Leider sind aber Gasblasen in der Praxis schlecht von einem siedenden Lösungsmittel zu unterscheiden.

Charakterisierung:
Sdp.: 137-138 °C (Lit.: 141-142 °C [1])
IR (cm^{-1}): 2934, 2856, 1448, 1339, 1266, 1214, 1097, 1014, 992, 888, 858, 816, 730, 684, 558, 511, 471, 433.
^{1}H-NMR (400 MHz, CDCl$_3$): δ (ppm) = 4.01 (1H, m, CH-Cl), 1.31-2.10 (10H, m, (CH$_2$)$_5$).

Literatur:
1. Th. Eicher und L.F. Tietze; Organisch-chemisches Grundpraktikum unter Berücksichtigung der Gefahrstoffverordnung. 2. Aufl., Georg Thieme Verlag, Stuttgart 1993, S. 42-44.
2. Autorenkollektiv; Organikum: Organisch-chemisches Grundpraktikum, 21. Aufl., WILEY-VCH Verlag GmbH, Weinheim 2001, S. 200.

2 Nukleophile Substitution am sp³-hybridisierten Atom

Nukleophile Substitutionen bezeichnen Reaktionen, in denen eine Abgangsgruppe gegen ein Nukleophil ausgetauscht (substituiert) wird. Die Abgangsgruppe wird dabei Nukleofug genannt.

Die nukleophile Substitution lässt sich auf Grundlage des Reaktionsablaufes in zwei Gruppen einteilen. Die grundlegenden Mechanismen werden als S_N1 und S_N2 bezeichnet. Die Zahlen stehen hierbei für die Molekularität, das heißt die Zahl der Moleküle, die am geschwindigkeitsbestimmenden Schritt beteiligt sind. Das Produkt ist bei beiden Mechanismen dasselbe, ausgenommen der Stereochemie.

> **INFO: Nukleophil und Elektrophil.** Nukleophile (griech. philos = Freund) sind Teilchen mit einem Elektronenüberschuss, meistens durch ein freies Elektronenpaar oder π-Elektronen von Mehrfachbindungen. Diese Teilchen greifen bevorzugt positiv geladene oder partialgeladene Gruppen an. Da der Kern (griech. = nukleos) von Atomen diese positive Ladung trägt, spricht man von Nukleophilen. Elektrophile sind demnach „elektronenliebende" Teilchen, also Verbindungen mit einem (partiellen) Elektronenmangel. Der Mangel entsteht duch einen Bindungsbruch (positiv geladen) oder den Elektronenzug von elektronegativeren Bindungspartnern (partial positiv geladen).
>
> Elektrophile werden bevorzugt von Nukleophilen angegriffen, sodass sie bei Reaktionen sehr häufig als Reaktionsgespann auftreten. Um Reaktionen besser verstehen zu können, hilft es, sich über das Nukleophil und das Elektrophil sowie deren jeweiligen Eigenschaften klar zu werden.

Reaktionsübersicht

S_N1-Mechanismus

S_N2-Mechanismus

Vergleich der Mechanismen

Eigenschaft	S_N1	S_N2
Reaktionsordnung	1. Ordnung	2. Ordnung
Molekularität	unimolekular	bimolekular
Geschwindigkeitsbestimmend	Abgangsgruppe	Abgangsgruppe & Nukleophil
Zwischenstufe	Kationenbildung	pentakoordinierter Übergangszustand
Stereochemie	Racemisierung	Inversion
Sterische Einflüsse	kleiner	größer

INFO: Zwischenprodukte und Übergangszustände. Während Zwischenprodukte stabile Moleküle darstellen und häufig auch isoliert werden können, sind Übergangszustände transiente Spezies, die nur mit spektroskopischen Techniken (z. B. Femtosekunden-Lasern) untersucht werden können.

Kationenstabilität

$\overset{\oplus}{C}H_3 \quad H_3C\overset{\oplus}{C}H_2 \quad H_3C\overset{\oplus}{C}H(CH_3) \quad H_3C\overset{\oplus}{C}(CH_3)_2 \quad H_2\overset{\oplus}{C}\!\!-\!\!R \quad H_2\overset{\oplus}{C}\!\!-\!\!Ph$

→ Zunahme der Stabilität

Steuerung/Selektivität

Selektivität: Gibt es in einem Molekül mehr als eine mögliche reaktive Position, kann durch die richtigen Reaktionsbedingungen eine Reaktion bevorteilt werden. (Anmerkung: Falls sich die Positionen hinsichtlich der S_N1/S_N2-Reaktivität unterscheiden)

Bei nukleophilen Substitutionen an Alkoholen müsste, um eine nukleophile Substitution einzuleiten, das starke Nukleophil OH^- austreten oder von dem angreifenden Nukleophil verdrängt werden. Beides ist wenig wahrscheinlich, weil starke Nukleophile schlechte Nukleofuge sind. Bei Einwirkung von Schwefelsäure auf den primären Alkohol 1-Butanol ist darüber hinaus die Bildung eines dreibindigen Carbeniumions wegen schwach ausgeprägter induktiver Stabilisierung bei primären Substraten benachteiligt. Mit dem Nukleophil Bromid läuft aber trotzdem eine säurekatalysierte Substitution ab, denn die Protonierung der OH-Gruppe durch Schwefelsäure wandelt eine schlechte (OH^-) in eine gute Abgangsgruppe (Wasser) um und der Angriff von Bromidionen führt dann zu dem Alkylhalogenid Brombutan (P2.2).

2 Nukleophile Substitution am sp³-hybridisierten Atom

Steuerung:

Einfluss/Parameter	Bevorzugt S_N1	Bevorzugt S_N2
Lösungsmittel	polar, protische	polar, aprotisch
Güte des Nukleofugs	+++	++
Güte des Nukleophils	0	++
Substitutionsgrad	steigend	sinkend
Sterische Hinderung	+++	-
pH-Wert	sauer	basisch

polares, aprotisches Lösungsmittel
S_N2 bevorzugt

polares, protisches Lösungsmittel
S_N1 bevorzugt

INFO: Walden-Umkehr. Bei der Walden-Umkehr erfolgt häufig die Bildung eines *S*-konfigurierten Atoms im Produkt aus einem *R*-konfigurierten Atom im Edukt oder *vice versa*. Da die Zuordnung nach dem Cahn-Ingold-Prelog-System (CIP) aber auf einer formalen Prioritätenliste beruht und nicht den räumlichen Bau von Molekülen beschreibt, ist das nicht zwangsläufig so. Beispiele:

Im oberen Beispiel wird der Substituent mit der Priorität 1 durch einen anderen Substituenten hoher Priorität verdrängt, der im Produkt neu die Priorität 1 besitzt. Durch Walden-Umkehr kommt es zur Umkehr der Konfiguration am Reaktionszentrum, die OH-Gruppe ist nun unterhalb der Papierebene anzunehmen. Da das einfache Produkt 2-Butanol keine weiteren Stereozentren besitzt, kann man sogar von einem *S*-konfigurierten Produkt sprechen, das aus einem *R*-konfigurierten Ausgangsmaterial erhalten wurde. Im unteren Beispiel wird der Substituent mit der höchsten Priorität durch einen Substituenten ersetzt, der im Produkt nur noch die zweithöchste Priorität einnimmt (C-O vor C-N). Dadurch kommt es trotz des Umklappmechanismus nicht zur Änderung des Deskriptors, sowohl Edukt als auch Produkt sind (an ihrem einzigen Stereozentrum) *S*-konfiguriert.

2.1 *N*,*N*-Dimethylpiperidiniumiodid

Piperidin + 2 CH_3I $\xrightarrow{\text{NaOH, EtOH}}$ **2.1.** + NaI

$C_5H_{11}N$	CH_3I	$C_7H_{16}IN$	NaI
$M_r = 85{,}15$	$M_r = 141{,}94$	$M_r = 241{,}11$	$M_r = 149{,}89$

Benötigte Geräte:
250 mL Dreihalskolben, Rückflusskühler, Wasserbad, Tropftrichter, Magnetrührer

Darstellung[1]:

Achtung: Die Reaktion muss aufgrund der Toxizität des Methyliodids (cancerogen!) unbedingt unter Einhaltung größter persönlicher Schutzmaßnahmen (Handschuhe!, **Tipp 1**) im Abzug durchgeführt werden! Der Studierende sollte während der kritischen Schritte (Transfer des Methyliodids) durch einen Assistenten begleitet werden. Da Methyliodid im Überschuss eingesetzt wird, ist auch während der Aufarbeitung Vorsicht geboten!

In einem mit Rückflusskühler und Tropftrichter ausgestatteten 250 mL Dreihalskolben werden 5,00 g Natriumhydroxid (125,00 mmol) in 50 mL siedendem Ethanol gelöst. Nach dem Abkühlen versetzt man mit 10,64 g Piperidin (12,4 mL, 125,00 mmol) mittels einer Pipette und tropft unter Eiskühlung 39,03 g Methyliodid (17,12 mL, 275,00 mmol) zügig (ca. 1 mL/min) durch einen Tropftrichter hinzu, wobei sich ein farbloser Feststoff abscheidet. Beim anschließenden zweistündigen Erhitzen unter Rückfluss geht dieser wieder in Lösung. Danach sollte das Reaktionsgemisch neutral reagieren (pH-Wert mit angefeuchtetem pH-Papier bestimmen). Ist dies nicht der Fall, muss durch Zugabe einiger Tropfen Methyliodid neutralisiert werden. Nach Kühlung im Eisbad wird das ausgeschiedene Rohprodukt filtriert, mit wenig Ethanol gewaschen, aus Ethanol (ca. 70 mL) umkristallisiert (**Tipp 10**), erneut filtriert und im Exsikkator ($CaCl_2$) getrocknet (**Tipp 9**).

Ausbeute: 20,13 g (66,8 %).

Ansatz:

	Piperidin	Methyliodid	Natriumhydroxid	Ethanol
Stoffmenge	125,00 mmol	275,00 mmol	125,00 mmol	-
Einwaage	10,64 g; 12,4 mL	39,03 g; 17,1 mL	5,00 g	50,00 mL
Summenformel	$C_5H_{11}N$	CH_3I	HONa	C_2H_6O
Molmasse [g/mol]	85,15	141,94	40	46,07
Dichte [g/cm³]	0,86	2,280	-	0,790
CAS-Nr.	110-89-4	74-88-4	1310-73-2	64-17-5
GHS-Pictogramm				
H-Satz	H225, H302, H331, H311, H314, H412	H301+H331, H312, H315, H319, H335, H351, H410	H290, H314	H225, H319
P-Satz	P210, P261, P280, P303+P361+P353, P305+P351+P338, P370+P378	P273, P302+P352, P304+P340, P305+P351+P338, P308+P310	P280, P301+P330+P331, P305+P351+P338, P308+P310	P210, P240, P305+P351+P338, P403+P233

Bemerkungen:
Als zyklische, stickstoffhaltige Kohlenwasserstoffverbindung kann **2.1.** als Ausgangsstoff für den Hofmann-Abbau dienen, in dem *N,N*-Dimethylamin aus quartären Ammoniumiodid-Salzen unter Ausbildung einer endständigen Doppelbindung eliminiert wird. [3]

Charakterisierung:
Schmp.: 362-364 °C (Lit.: 331-333 °C unter Zersetzung [1], 357 °C [2])
IR (cm⁻¹): 3016, 2992, 2969, 2937, 2867, 1483, 1461, 1444, 1414, 1335, 1314, 1268, 1225, 1195, 1107, 1030, 989, 966, 949, 918, 883, 863, 793, 702, 567, 450, 437.
¹H-NMR (400 MHz, DMSO-d$_6$): δ (ppm) = 3.36 (4H, m, N-C$\underline{H}_2$-CH$_2$-CH$_2$-), 3.11 (6H, s, CH$_3$), 1.80 (4H, m, N-CH$_2$-C$\underline{H}_2$-CH$_2$-), 1.53 (2H, m, N-CH$_2$-CH$_2$-C$\underline{H}_2$-).

Literatur:
1. L. Gattermann, T. Wieland; Die Praxis des organischen Chemikers, 43. Aufl., De Gruyter Verlag, Berlin, New York, S. 158 (1982).
2. J.P. Dickinson, J. Harley-Mason und J.H. New; J. Chem. Soc. 1858-1860 (1964).
3. L. Gattermann, T. Wieland; Die Praxis des organischen Chemikers, 43. Aufl., De Gruyter Verlag, Berlin, New York, S. 189 (1982).

2.2 Brombutan

(Edukt für **2.3** und **2.4**)

$$\text{\raisebox{0pt}{$\diagup\!\!\!\diagdown\!\!\!\diagup$}OH} + \text{NaBr} \xrightarrow[\text{H}_2\text{O}]{\text{NaBr} \atop \text{H}_2\text{SO}_4} \text{\raisebox{0pt}{$\diagup\!\!\!\diagdown\!\!\!\diagup$}Br}$$

2.2.

$C_4H_{10}O$	NaBr	C_4H_9Br
$M_r = 74{,}12$	$M_r = 102{,}89$	$M_r = 137{,}02$

Benötigte Geräte:
250 mL Dreihalskolben, Rückflusskühler, Ölbad, Tropftrichter, Magnetrührer

Darstellung[1]:

In einem mit Rückflusskühler und Tropftrichter ausgestatteten 250 mL Dreihalskolben werden zunächst 12,35 g Natriumbromid (120,00 mmol) in 15 mL Wasser gelöst. Nach Zugabe von 7,41 g 1-Butanol (100,00 mmol, 9,2 mL) wird das Gemisch mit Hilfe eines Eisbades abgekühlt und tropfenweise mit konzentrierter Schwefelsäure (10,5 mL, Dauer: ca. 45 min) versetzt (**Tipp 4**). Während des darauffolgenden Erhitzens unter Rückfluss (2 h) und starken Rührens, scheidet sich eine gelbliche organische Phase ab. Nach dem Abkühlen wird der Rückflusskühler gegen eine Destillationsbrücke ausgetauscht und das Reaktionsgemisch solange mittels Wasserdampf destilliert bis das Destillat nicht mehr trübe ist. Das Destillat wird mit 10 mL Wasser versetzt und die entstehenden zwei Phasen im Scheidetrichter voneinander getrennt.

Zur Abtrennung des als Nebenprodukt gebildeten Dibutylethers werden 3 mL konzentrierte Schwefelsäure langsam und unter Rühren zur organischen Phase zugegeben. Die organische Phase wird erneut im Scheidetrichter von der wässrigen Phase getrennt und mit Wasser, 5 %-ige $NaHCO_3$-Lösung und erneut Wasser (je 5 mL) ausgeschüttelt (**Tipp 11**). Nach Trocknen über Na_2SO_4 (**Tipp 5**) wird über eine kleine Destillationsbrücke mit kurzer Vigreux-Kolonne destilliert.

Ausbeute: 4,09 g (29,9 %).

Ansatz:

	Butanol	Natriumbromid	Wasser	Schwefelsäure
Stoffmenge	100,00 mmol	120,00 mmol	-	-
Einwaage	7,41 g; 9,2 mL	12,35 g	15 mL	10,5 mL
Summenformel	$C_4H_{10}O$	BrNa	H_2O	H_2O_4S
Molmasse [g/mol]	74,12	102,89	18,02	98,08
Dichte [g/cm³]	0,810	-	1,000	1,840
CAS-Nr.	71-36-3	7647-15-6	7732-18-5	7664-93-9

	Butanol	Natriumbromid	Wasser	Schwefelsäure
GHS-Pictogramm	🔥, ⚠️, ❗	-	-	⚠️
H-Satz	H226, H302, H318, H315, H335, H336	-	-	H290, H314
P-Satz	P210, P280, P302+P352, P305+P351+P338, P313	-	-	P280, P301+P330+P331, P303+P361+P353, P305+P351+P338+P310

Bemerkungen:
Beim Lösen des Natriumbromids in Wasser ist darauf zu achten, dass Wasser zunächst vorgelegt und Natriumbromid darin eingerührt wird. Hierdurch soll ein Zusammenklumpen des Salzes effektiv verhindert werden. [1]

Aufgrund der umfangreichen Aufarbeitung mit mehrfachem Ausschütteln und zweifacher Destillation wird ein Student nur schwerlich in der Lage sein, die in der Literatur mit 90 % angegebene Ausbeute zu erreichen.

Charakterisierung:
Siedebereich: 97-101 °C (Lit.: 101-104 °C [1])
IR (cm^{-1}): 2959, 2932, 2872, 2832, 1462, 1437, 1380, 1292, 1261, 1215, 1100, 1048, 996, 914, 866, 796, 776, 740, 642, 561, 460, 416.
^{1}H-NMR (400 MHz, CDCl$_3$): (ppm) = 3.42 (2H, t, 6.8 Hz, Br-C$\underline{H}_2$-CH$_2$-CH$_2$-), 1.84 (2H, quint., 7.2 Hz, Br-CH$_2$-C$\underline{H}_2$-CH$_2$-), 1.47 (2H, sext., 7.2 Hz, Br-CH$_2$-CH$_2$-C$\underline{H}_2$-CH$_3$), 0.94 (3H, t, 7.6 Hz, Br-CH$_2$-CH$_2$-CH$_2$-C$\underline{H}_3$).

Literatur:
1. O. Kamm und C.S. Marvel; Org. Synth. 27, 3-15 (1921).

2.3 Butylethylether
(Ethoxybutan)

~~~Br + ~OH + Na →(KI, 80 °C, 5 h) ~~O~ + NaBr

2.2.   2.3.
C$_4$H$_9$Br   C$_2$H$_6$O   Na   C$_6$H$_{14}$O   NaBr
M$_r$ = 137,02   M$_r$ = 46,07   M$_r$ = 22,99   M$_r$ = 102,17   M$_r$ = 102,89

Benötigte Geräte:
100 mL Dreihalskolben, Rückflusskühler mit Trockenrohr, Ölbad, Magnetrührer

Darstellung[1]:

Achtung: Vorsicht im Umgang mit Natrium, das stark ätzend wirkt und sich bei Kontakt mit Wasser selbst entzündet!

In einem mit Rückflusskühler und Trockenrohr ausgestatteten 100 mL Dreihalskolben werden 1,45 g Natrium (63,00 mmol) in kleinen Würfeln mit ca. 3 mm Kantenlänge portionsweise in absoluten Ethanol (35 mL) gegeben und unter Rühren gelöst (Dauer: ca. 20-30 min). Vor der Zugabe des jeweils nächsten Natriumstücks ist die mitunter heftige Reaktion der zuvor zugefügten Portion mit dem Ethanol abzuwarten. Das Gemisch wird mit 5,4 mL 1-Brombutan (50,00 mmol) sowie mit einer Spatelspitze Kaliumiodid versetzt und 5 h unter Rückfluss gerührt, wobei ein farbloser Niederschlag ausfällt. Nach dem Abkühlen wird das Gemisch in 125 mL Wasser gegossen, die Etherschicht abgetrennt, zweimal mit je 7 mL Wasser gewaschen, mit wenig Na_2SO_4 getrocknet (**Tipp 5**) und über eine kleine Destillationsbrücke mit kurzer Vigreux-Kolonne destilliert.

Ausbeute: 2,56 g (50,1 %).

Ansatz:

	1-Brombutan	Ethanol	Natrium	Kaliumiodid
Stoffmenge	50,00 mmol	-	63,00 mmol	-
Einwaage	6,85 g; 5,4 mL	35 mL	1,48 g	Spatelspitze
Summenformel	C_4H_9Br	C_2H_6O	Na	IK
Molmasse [g/mol]	137,02	46,07	22,99	166,00
Dichte [g/cm³]	1,276	0,790	-	-
CAS-Nr.	109-65-9	64-17-5	7440-23-5	7681-11-0
GHS-Pictogramm	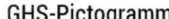			
H-Satz	H225, H315, H319, H335, H411	H225, H319	H260, H314	H372
P-Satz	P210, P273, P280, P337+P313, P391, P403+P235, P391, P403+P235	P210, P240, P305+P351+P338, P403+P233	P223, P231+P232, P280, P305+P351+P338, P370+P378, P422	P314

Bemerkungen:
Aufgrund der heftigen Reaktion von Natrium mit Wasser sollte vorsichtshalber auf die Verwendung eines Wasserbades verzichtet werden.

Das im Handel erhältliche Natrium wird in der Regel in Form von Blöcken oder Rollen unter Petrolether geliefert und gelagert. Die matte Außenhaut des Natriumblocks wird zunächst mit Hilfe eines Messers derart geschält, dass die Oberfläche metallisch glänzt, bevor die benötigte Menge in kleinen Stücken abgeschnitten wird. Die Schneidearbeiten wie auch das Wiegen sollten möglichst unter Petrolether durchgeführt werden, um ein Wiederanlaufen (Oxidation) der Natriumoberfläche zu vermeiden.

Charakterisierung:
Sdp.: 90-92 °C (Lit.: 92 °C [1])
IR (cm^{-1}): 2959, 2932, 2860, 1458, 1376, 1353, 1297, 1229, 1118, 1024, 972, 900, 826, 737, 432.
^{1}H-NMR (400 MHz, CDCl$_3$): (ppm) = 3.48 (2H, q, 7.2 Hz, O-C$\underline{H}_2$-CH$_3$), 3.41 (2H, t, 6.4 Hz, O-C$\underline{H}_2$-CH$_2$-CH$_2$-), 1.56 (2H, m, O-CH$_2$-C$\underline{H}_2$-CH$_2$-), 1.37 (2H, m, O-CH$_2$-CH$_2$-C$\underline{H}_2$-CH$_3$), 1.20 (3H, t, 6.8 Hz, O-CH$_2$-C$\underline{H}_3$), 0.92 (3H, t, 7.2 Hz, O-CH$_2$-CH$_2$-CH$_2$-C$\underline{H}_3$).

Literatur:
1. Autorenkollektiv; Organikum: Organisch-chemisches Grundpraktikum, 21. Aufl., WILEY-VCH Verlag GmbH, Weinheim 2001, S. 239-240.

2.4 1-Iodbutan

2.2.			2.4.	
C$_4$H$_9$Br	NaI		C$_4$H$_9$I	NaBr
M$_r$ = 137,02	M$_r$ = 149,89		M$_r$ = 184,02	M$_r$ = 102,89

Benötigte Geräte:
250 mL Rundkolben, Rückflusskühler, Wasserbad, Magnetrührer

Darstellung[1]:
In einem mit Rückflusskühler ausgestatteten 250 mL Rundkolben werden 6,85 g n-Butylbromid (5,4 mL, 50,00 mmol) und 9,37 g Natriumiodid (62,50 mmol) in 100 mL trockenem Aceton gelöst und 16 h unter Rückfluss gerührt. Nach dem Abkühlen wird der im Verlauf der Reaktion abgeschiedene farblose Feststoff (NaBr) filtriert und mit 10 mL Aceton gewaschen. Das Filtrat wird am Rotationsverdampfer eingeengt (40 °C, 500 mbar, **Tipp 6**) und der Rückstand anschließend an einer kurzen Kolonne bei Normaldruck destilliert.
Ausbeute: 4,62 g (50,2 %).

Ansatz:

	1-Brombutan	Natriumiodid	Aceton
Stoffmenge	50,00 mmol	62,50 mmol	-
Einwaage	6,85 g; 5,4 mL	9,37 g	100,0 mL
Summenformel	C_4H_9Br	INa	C_3H_6O
Molmasse [g/mol]	137,02	149,89	58,08
Dichte [g/cm³]	1,276	-	0,791
CAS-Nr.	109-65-9	7681-82-5	67-64-1
GHS-Pictogramm	🔥 ❗ 🌿	🌿	🔥 ❗
H-Satz	H225, H315, H319, H335, H411	H400	H225, H319, H336, EUH066
P-Satz	P210, P273, P280, P337+P313, P391, P403+P235	P273	P210, P261, P305+P351+P338

Bemerkungen:

Die Triebkraft dieser Finkelstein-Reaktion ist in der unterschiedlichen Löslichkeit von Natriumiodid und Natriumbromid in Aceton begründet. Natriumbromid löst sich deutlich schlechter in Aceton als Natriumiodid und fällt somit sehr schnell aus dem Gemisch aus. Dadurch wird Natriumbromid aus der Reaktionslösung entfernt und das Gleichgewicht der Reaktion nach dem Massenwirkungsgesetz auf die Produktseite geschoben.

Charakterisierung:

Sdp.: 128-130 °C (Lit.: 130 °C [2])
IR (cm⁻¹): 2956, 2928, 2871, 2832, 1460, 1425, 1378, 1286, 1245, 1188, 1091, 1049, 990, 894, 862, 772, 733, 590, 503, 449.
¹H-NMR (400 MHz, CDCl₃): δ (ppm) = 3.20 (2H, t, 7.2 Hz, I-C$\underline{H}_2$-CH$_2$-CH$_2$-), 1.82 (2H, quint., 7.2 Hz, I-CH$_2$-C$\underline{H}_2$-CH$_2$-), 1.43 (2H, sext., 7.2 Hz, I-CH$_2$-CH$_2$-C$\underline{H}_2$-CH$_3$), 0.93 (3H, t, 7.2 Hz, I-CH$_2$-CH$_2$-CH$_2$-C$\underline{H}_3$).

Literatur:

1. A. Roedig; Houben-Weyl, Methoden der Organischen Chemie, Bd. 5/4, Georg Thieme Verlag, Stuttgart, S. 595-605 (1960).
2. Autorenkollektiv; Organikum: Organisch-chemisches Grundpraktikum, 21. Aufl., WILEY-VCH Verlag GmbH, Weinheim 2001, S. 231.

2.5 1-(2-Nitrobenzyl)pyridiniumbromid

(Edukt für **7.1.**)

$$\text{1.2.} \xrightarrow[\text{EtOH}]{\text{Pyridin}} \text{2.5.}$$

1.2.
C₇H₆BrNO₂
$M_r = 216{,}03$

2.5.
C₁₂H₁₁BrN₂O₂
$M_r = 295{,}13$

Benötigte Geräte:
250 mL Rundkolben, Rückflusskühler, Ölbad

Darstellung[1]:
Achtung: 1-(Brommethyl)-2-nitrobenzen ist schleimhautreizend! Bei der Durchführung der Synthesearbeiten sowie beim Spülen der Glasgeräte sollten Handschuhe getragen und die Hände nach Abschluss der Arbeiten gründlich gewaschen werden (**Tipp 1**).

In einem 250 mL Rundkolben werden 21,60 g 1-(Brommethyl)-2-nitrobenzen (100,00 mmol, **1.2.**) in 100 mL dynamisch getrocknetem Ethanol vorgelegt und nach Zusatz von 9,49 g Pyridin (9,7 mL, 120,00 mmol) 45 min unter Rückfluss gerührt. Nach dem Abkühlen mittels Eis wird das auskristallisierte Rohprodukt filtriert, mit kaltem Ethanol (2x 30 mL) gewaschen und aus Ethanol umkristallisiert (**Tipp 10**). Nach Filtration wird das farblose kristalline Produkt im Exsikkator (CaCl₂) getrocknet (**Tipp 9**).

Ausbeute: 26,91 g (91,2 %).

Ansatz:

	2-Nitrobenzylbromid	Pyridin	Ethanol
Stoffmenge	100,00 mmol	120,00 mmol	-
Einwaage	21,60 g	9,49 g; 9,7 mL	100,00 mL
Summenformel	C₇H₆BrNO₂	C₅H₅N	C₂H₆O
Molmasse [g/mol]	216,03	79,10	46,07
Dichte [g/cm³]	-	0,983	0,790
CAS-Nr.	3958-60-9	110-86-1	64-17-5
GHS-Pictogramm	⚠️	🔥 ❗	🔥 ❗
H-Satz	H314	H225, H332, H302, H312, H319, H315	H225, H319
P-Satz	P301+P330+P331, P280, P305+P351+P338, P310	P210, P280, P305+P351+P338	P210, P240, P305+P351+P338, P403+P233

Bemerkungen:
Nach der Originalvorschrift kann 1-(Brommethyl)-2-nitrobenzen (**1.2.**) auch ohne vorherige Reinigung als Rohprodukt eingesetzt werden. Im Sinne eines reproduzierbaren Arbeitens empfiehlt sich jedoch, das Edukt gereinigt einzusetzen.

Charakterisierung:
Schmp.: 210-212 °C (Lit.: 206-208 °C, angegeben für das Rohprodukt[1])
IR (cm^{-1}): 3086, 3047, 3022, 1631, 1608, 1580, 1513, 1491, 1421, 1347, 1271, 1218, 1200, 1183, 1164, 1111, 1076, 1053, 1020, 996, 978, 866, 831, 792, 769, 730, 697, 682, 671, 623, 570, 538, 472.
^{1}H-NMR (400 MHz, DMSO-d$_6$): δ (ppm) = 9.17 (2H, m, H-2/6$_{heteroaromat.}$), 8.74 (1H, m, H-4$_{heteroaromat.}$), 8.28 (3H, m, H-3/5$_{heteroaromat.}$ und H-3$_{aromat.}$), 7.84 (1H, m, H-5$_{aromat.}$), 7.76 (1H, m, H-4$_{aromat.}$), 7.25 (1H, m, H-6$_{aromat.}$), 6.31 (2H, s, CH$_2$).

Literatur:
1. A. Kalir; Org. Synth. *46*, 81-84 (1966).

2.6 3-(Chlormethyl)phenol
(3-Hydroxybenzylchlorid)

HO—⟨⟩—OH   +   SOCl$_2$ →(CHCl$_3$, 0 °C)→   HO—⟨⟩—Cl

8.4.   **2.6.**

C$_7$H$_8$O$_2$ Cl$_2$OS   C$_7$H$_7$ClO
M$_r$ = 124,14   M$_r$ = 118,97   M$_r$ = 142,58

Benötigte Geräte:
250 mL Rundkolben, Tropftrichter mit Trockenrohr, Eisbad, Magnetrührer.

Darstellung[1]:

Achtung: Thionylchlorid ist genau wie die während der Reaktion entstehenden, gasförmigen Abfallprodukte Chlorwasserstoff und Schwefeldioxid stark ätzend. Deswegen sollten die Arbeiten unter einem gut funktionierenden Abzug durchgeführt werden.

In einem 250 mL Rundkolben werden zu einer eisgekühlten Lösung aus 12,41 g 3-Hydroxybenzylalkohol (100,00 mmol, **8.4.**) in 175 mL Chloroform 17,85 g Thionylchlorid (150,00 mmol, 10,9 mL) getropft (ca. 1 mL/5 min). Nach Beendigung der Zugabe wird 16 h bei Raumtemperatur gerührt (DC-Monitoring, Petrolether/Ethylacetat = 2:1), die Chloroform-Phase mit Wasser (2x 75 mL) extrahiert, über Na$_2$SO$_4$ getrocknet (**Tipp 5**), am Rotationsverdampfer im Vakuum eingedampft (**Tipp 6**) und der verbleibende Rückstand säulenchromatographisch gereinigt. Es resultiert ein gelbliches Öl.

2 Nukleophile Substitution am sp³-hybridisierten Atom

Aufgetragene Menge: 9,14 g
Säulenlänge: ca. 50 cm
Säulendurchmesser: 3,5 cm
Füllhöhe: ca. 35 cm
Stationäre Phase: Kieselgel 60, Korngröße 0,063-0,200 mm
Mobile Phase: Petrolether/Ethylacetat = 3:1
Flussrate: 12 mL/20 min

Ausbeute: 6,29 g (44,1 %).

Ansatz:

	3-Hydroxy-benzylalkohol	Thionylchlorid	Chloroform
Stoffmenge	100,00 mmol	150,00 mmol	-
Einwaage	12,41 g	17,85 g; 10,9 mL	175 mL
Summenformel	$C_7H_8O_2$	Cl_2OS	$CHCl_3$
Molmasse [g/mol]	124,14	118,97	119,38
Dichte [g/cm³]	-	1,640	1,492
CAS-Nr.	620-24-6	7719-09-7	67-66-3
GHS-Pictogramm			
H-Satz	H315, H318, H335	H302, H331, H314, H335	H302, H331, H315, H319, H351, H361d, H336, H372
P-Satz	P280, P302+P352, P305+P351+P338+P310	P280, P301+P330+P331, P304+P340, P305+P351+P338, P308+P310	P261, P281, P305+P351+P338, P311

Bemerkungen:
Es wird empfohlen, sich die Grundlagen der chromatographischen Trennung anzueignen.

Charakterisierung:
DC: Petrolether/Ethylacetat = 2:1; R_F = 0,32
IR (cm⁻¹): 3323, 1700, 1589, 1488, 1455, 1409, 1374, 1277, 1255, 1156, 1081, 1042, 999, 957, 865, 784, 746, 706, 594, 538, 444.
¹H-NMR (400 MHz, DMSO-d_6): (ppm) = 9.54 (1H, s, OH), 7.16 (1H, t, 8.0 Hz, H-5), 6.82-6.85 (2H, m, H-2 und H-6), 6.73 (1H, m, H-4), 4.66 (1H, s, CH_2).

Literatur:
1. T. Wang, Y.-H. Zhang, X.-W. Kong, Y.-S. Lai, H. Ji, Y.-P. Chen und S.-X. Peng; Chem. Biodivers. 6, 466-474 (2009).

2.7 2-(3-Hydroxyphenyl)acetonitril

(3-Hydroxybenzylcyanid)

HO–C₆H₄–CH₂Cl + NaCN →(Triethylenglykol, 100 °C) HO–C₆H₄–CH₂CN

2.6.
C_7H_7ClO
$M_r = 142{,}58$

NaCN
$M_r = 49{,}01$

2.7.
C_8H_7NO
$M_r = 133{,}15$

Benötigte Geräte:
250 mL Rundkolben, Ölbad, Rückflusskühler, Magnetrührer.

Darstellung[1]:

Achtung: Alkalicyanide sind starke Gifte, die ihr Gefahrenpotenzial besonders im sauren Milieu durch die entstehende Blausäure entfalten (Vorsicht beim Entsorgen, ggf. pH-Kontrolle vornehmen!) Die Synthese ist in einem gut funktionierenden Abzug durchzuführen.

In einem 250 mL Rundkolben werden 6,27 g 3-Hydroxybenzylchlorid (44,00 mmol, **2.6.**) in 15 mL Triethylenglykol gelöst, mit fein gemörsertem und getrocknetem Natriumcyanid (2,70 g, 55,00 mmol) versetzt, vorsichtig auf 100 °C erhitzt und bei dieser Temperatur 30 min gerührt. Nach dem Abkühlen wird das Gemisch in 50 mL Wasser gegossen und mit Dichlormethan (3x 20 mL) extrahiert. Die vereinigte organische Phase wird mit Wasser (2x 20 mL) extrahiert, über Na_2SO_4 getrocknet (**Tipp 5**) und am Rotationsverdampfer im Vakuum eingedampft (**Tipp 6**). Das orangefarbene, viskose Rohprodukt (5,71 g = 97,4 %) wird säulenchromatographisch gereinigt. Es resultiert eine farblose Flüssigkeit, die sich mit zunehmender Lagerdauer braun färbt.

Ausbeute: 5,71 g (86,4 %).

Säulenchromatographische Reinigung:

Aufgetragene Menge:	8,73 g
Säulenlänge:	ca. 50 cm
Säulendurchmesser:	3,5 cm
Füllhöhe:	ca. 35 cm
Stationäre Phase:	Kieselgel 60, Korngröße 0,063-0,200 mm
Mobile Phase:	Petrolether/Ethylacetat = 3:1
Flussrate:	12 mL/20 min

2 Nukleophile Substitution am sp³-hybridisierten Atom

Ansatz:

	3-Hydroxy-benzylchlorid	Natriumcyanid	Triethylenglycol
Stoffmenge	44,00 mmol	55,00 mmol	-
Einwaage	6,27 g	2,70 g	15 mL
Summenformel	C_7H_7ClO	CNNa	$C_6H_{14}O_4$
Molmasse [g/mol]	142,58	49,01	150,17
Dichte [g/cm³]	-	-	1,124
CAS-Nr.	60760-06-7	143-33-9	112-27-6
GHS-Pictogramm	(Ätzend, Totenkopf, Gesundheitsgefahr) #	(Totenkopf, Umwelt)	(Ausrufezeichen)
H-Satz	H302, H315, H318, H331, H335, H350, H373 #	H290, H300+H310+H330, H372, H410	
P-Satz	P201, P260, P280, P304+P340+P311, P305+P351+P338+P310, P308+313 #	P262, P273, P280, P301+P310+P330, P302+P352+P310, P304+P340+P310	

GHS, H- und P-Sätze von Benzylchlorid

Bemerkungen:

HO–(C₆H₄)–CH₂–CN → (HOAc / HCl, 2 h, 100 °C oder NaOH, 6 h, 100 °C) → HO–(C₆H₄)–CH₂–COOH

2.7.

Verbindung **2.7.** kann als Nitril sowohl im sauren[2] als auch im alkalischen[3] Milieu zur entsprechenden Carbonsäure hydrolysiert werden. Zu diesem Zweck kann das Nitril auch ohne säulenchromatographische Reinigung in Form des Rohproduktes verwendet werden. Dies gilt besonders für die Hydrolyse im alkalischen Milieu, da hier sämtliche Verunreinigungen aus der alkalischen Reaktionslösung extrahiert werden können, bevor die Phenylessigsäure nach dem Ansäuern auskristallisieren kann.

Für eine gewissenhafte Charakterisierung ist jedoch wenigstens ein Teil des Rohproduktes zu reinigen.

Es wird empfohlen, sich die Grundlagen der chromatographischen Trennung anzueignen.

Charakterisierung:
DC: Petrolether/Ethylacetat = 2:1; R_f = 0,53
IR (cm^{-1}): 3361, 2256, 1591, 1488, 1457, 1412, 1351, 1255, 1229, 1150, 1082, 999, 959, 927, 894, 854, 778, 750, 688, 531, 440.
^{1}H-NMR (400 MHz, CDCl$_3$): δ (ppm) = 7.18-7.25 (1H, m, H-5), 6.79-6.83 (3H, m, H-2, H-4 und H-6), 3.68 (1H, s, CH$_2$).

Literatur:
1. In Analogie zu: Autorenkollektiv; Organikum: Organisch-chemisches Grundpraktikum, 21. Aufl., WILEY-VCH Verlag GmbH, Weinheim 2001, S. 256-257.
2. Analog: G. Radau, R. Büllesbach und P. Pachaly; Tetrahedron *52*, 14735-14744 (1996).
3. Autorenkollektiv; Organikum: Organisch-chemisches Grundpraktikum, 21. Aufl., WILEY-VCH Verlag GmbH, Weinheim 2001, S. 500-501.

2.8 2-(Diethylamino)-*N*-(2,6-dimethylphenyl)-acetamid

(Lidocain)

6.9.		2.8.
C$_{10}$H$_{12}$ClNO	C$_4$H$_{11}$N	C$_{14}$H$_{22}$N$_2$O
Mr = 197,66	Mr = 73,14	Mr = 234,34

Benötigte Geräte:
250 mL Rundkolben, Rückflusskühler, Wasserbad, Magnetrührer

Darstellung:
In einem 250 mL Rundkolben werden 9,88 g 2-Chlor-*N*-(2,6-dimethyl-phenyl)acetamid (**6.9.**, 50,00 mmol) in 100 mL Dichlormethan gelöst, mit 20,6 mL Diethylamin (14,63 g, 200,00 mmol) versetzt und 2 h unter Rückfluss gerührt. Das Lösungsmittel wird am Rotationsverdampfer bis zur gänzlichen Trockne eingedampft (**Tipp 6**), der Rückstand mit einer konz. Ammoniak-Lösung (30 mL) aufgenommen und mit Dichlormethan (3x 50 mL) extrahiert. Nach dem Trocknen der vereinigten organischen Phase über Na$_2$SO$_4$ (**Tipp 5**) und dem erneuten Eindampfen am Rotationsverdampfer wird der resultierende, orangefarbene Feststoff solange mit *n*-Hexan (jeweils 60 mL-Fraktionen, insgesamt ca. 250 mL) versetzt und jeweils gerührt und abdekantiert, bis das gesamte Rohprodukt wieder in Lösung gegangen ist. Auch sich zwischenzeitlich gebildetes Öl löst sich im Verlaufe dieser Behandlung in *n*-Hexan (s. Bemerkungen). Die ver-

2 Nukleophile Substitution am sp³-hybridisierten Atom

einige organische Phase wird nach dem Trocknen der vereinigten organischen Phase über Na$_2$SO$_4$ am Rotationsverdampfer auf die Hälfte des ursprünglichen Volumens eingedampft bzw. so lange, bis sich erste farblose Kristalle bilden. Nach dem Abkühlen und Filtrieren der Kristalle wird die Mutterlauge erneut auf das halbe Volumen eingeengt und ein weiteres Auskristallisieren des Produktes abgewartet. Das Prozedere wird ein weiteres Mal wiederholt.

Ausbeute: 8,10 g (69,1 %).

Ansatz:

	2-Chlor-N-(2,6-dimethyl-phenyl)acetamid	N,N-Diethylamin	Dichlormethan
Stoffmenge	50,00 mmol	200,00 mmol	-
Einwaage	9,88 g	14,63 g; 20,6 mL	150,0 mL
Summenformel	C$_{10}$H$_{12}$ClNO	C$_4$H$_{11}$N	CH$_2$Cl$_2$
Molmasse [g/mol]	197,66	73,14	84,93
Dichte [g/cm³]	-	0,710	1,325
CAS-Nr.	1131-01-7	109-89-7	75-09-2
GHS-Pictogramm	⟨!⟩	🔥 ⚠ ⟨!⟩	☣ ⟨!⟩
H-Satz	H315, H319, H335	H225, H302+H332, H311, H314, H335	H315, H319, H335, H336, H351, H373
P-Satz	P302+P352, P305+P351+P338	P210, P240, P280, P301+P330+P331, P302+P352, P305+P351+P338, P308+P310, P403+P233, P308+P310, P403+P233	P261, P281, P305+P351+P338

Bemerkungen:

Im Anschluss an das Behandeln mit *n*-Hexan ist vor dem Vereinigen der organischen Phase jede einzelne Fraktion dünnschichtchromatographisch auf Reinheit zu prüfen, da die letzteren Fraktionen nicht-umgesetztes Edukt enthalten können.

Fließmittel: Petrolether/Ethylacetat = 2:1
R$_F$-Wert (Edukt): 0,72
R$_F$-Wert (Produkt): 0,42

Lidocain ist ein Lokalanästhetikum, das als Antiarrhythmikum auch bei Herzrhythmusstörungen Anwendung findet.

Charakterisierung:
Schmp.: 67-69 °C (Lit.: 68-69 °C [2])
IR (cm^{-1}): 3243, 2969, 2801, 1661, 1594, 1490, 1422, 1386, 1292, 1266, 1208, 1166, 1121, 1092, 1073, 1035, 988, 918, 763, 705, 615, 521, 488.
^{1}H-NMR (400 MHz, DMSO-d$_6$): δ (ppm) = 8.93 (1H, s, verbr., NH), 7.09 (3H, s, H$_{aromat.}$), 3.22 (2H, s, CH$_2$), 2.69 (4H, q, 7.2 Hz, N-C$\underline{H}_2$-CH$_3$), 2.23 (6H, s, CH$_3$), 1.14 (6H, t, 7.2 Hz, N-CH$_2$-C$\underline{H}_3$).

Literatur:
1. In Analogie zu: A.R. Moen, R. Karstad und T. Anthonsen; Biocatal. Biotransfor. *23*, 45-51 (2005).
2. The Merck Index, 13th edition, Merck & Co., Inc., Whitehouse Station, NJ.

3 Addition an nicht aktivierte C-C-Mehrfachbindungen

Additionen an nicht aktivierte C=C-Doppelbindungen sind als elektrophile Addition an C=C-Doppelbindungen anzusehen. Die Doppelbindung ist elektronenreich und agiert hier als Nukleophil. Doppelbindungen können durch elektronenziehende Gruppen in elektronenarme Bindungen überführt werden und reagieren dann als Elektrophil. Hierbei würde man von einer nukleophilen Addition an eine C=C-Doppelbindung sprechen (vgl. Michael-Addition)

> **INFO: Michael-Addition**: Doppelbindungen in α-Stellung zu elektronenziehenden Gruppen können durch den Elektronenzug in elektronenarme Verbindungen überführt werden. Die Reaktion kann genutzt werden, um neue C-C-Verbindungen zu knüpfen. Auf der anderen Seite kann so auch ungewollt eine Addition an eine Mehrfachbindung entstehen. Das an die elektronenarme Position angreifende Nukleophil wird Michael-Donor genannt, die ungesättigte Verbindung nennt man Michael-Acceptor.
>
> Elektronenziehende Gruppen können Carbonyle, Säuren oder Nitroverbindungen sein, also Verbindungen mit einem starken -I- und -M-Effekt.

Reaktionsübersicht

Bei der elektrophilen Addition werden unter Auflösung der π-Bindung zwei neue σ-Bindungen geknüpft. Die Addition verläuft dabei über zwei Schritte:

1. Angriff der Doppelbindung an einem Elektrophil
2. Nukleophiler Angriff an das entstandene Kation

Steuerung/Selektivität

Durch die Bildung verschiedener kationischer Zwischenstufen kann eine regio- oder stereoselektive Addition beobachtet werden.

Selektivität:

cyclische Zwischenstufe
Bromoniumion (vgl. Oxoniumion)

stereoselektive
Transaddition

SN2
Inversion

kationische Zwischenstufe
höher substituierte Seite liefert stabileres Kation

regioselektiv
Markownikow-Produkt

Cycloaddition

(-M): Bsp.: $-NO_2$

Auch C=C-Doppelbindungen können an C=C-Doppelbindungen addiert werden. Hierbei spricht man von einer Cycloaddition, wobei ein Dienophiel an ein Dien addiert (vgl. Diels-Alder-Reaktion).

Reaktionsübersicht

Dien   Dienophiel   pericyclische   delokalisierte
                       Reaktion   Elektronen

Dien: Konjugierte Doppelbindungen in *s-cis*-Konformation
Dienophil: Doppelbindung mit elektronenziehender Gruppe in Konjugation

Steuerung/Selektivität
Selektivität:
Der konzertierte, pericyclische Reaktionsablauf ergibt regio- und stereoselektive Produkte.
Dienophil: Retention der Stereochemie

3 Addition an nichtaktivierte C-C-Mehrfachbindungen

Dien: cis-cis-Diene -> cis-ständige Reste   trans-trans-Diene -> cis-ständige Reste

endo-Regel:
Bildung von nur einem Diastereomer:
  Bei irreversiblen Reaktionen entsteht das kinetische *endo*-Produkt.
  Bei reversiblen Reaktionen entsteht das thermodynamische exo-Produkt.

Beachten Sie, dass die *s-cis/s-trans*-Bezeichnungen für die Orientierung an Einfachbindungen dient. Bei der Orientierung an Doppelbindungen werden nomenklatorisch die *E/Z*-Termini verwendet.

3.1 *trans*-1,2-Dibromcyclohexan

4.1.		3.1.
C_6H_{10}		$C_6H_{10}Br_2$
$M_r = 82{,}14$	$M_r = 159{,}81$	$M_r = 241{,}95$

Benötigte Geräte:
250 mL Dreihalskolben, Innenthermometer, Tropftrichter, Destillationsapparatur, Magnetrührer, Ölbad

Darstellung[1]:
Sämtliche Arbeiten sind unter einem gut arbeitenden Abzug durchzuführen. Brom ist eine stark ätzende Substanz und zudem ein Atemgift. Der während der Reaktion entstehende gasförmige Bromwasserstoff ist ebenfalls ätzend und sollte nicht einfach über den Abzug abgeführt, sondern zur Neutralisation in ca. 10 %-ige Natronlauge eingeleitet werden. Letztgenannte Sicherheitsmaßnahme wird jedoch nicht von allen Standardwerken der organischen Synthese (z. B. Organikum) gefordert.

In einem mit Innenthermometer und Tropftrichter ausgestatteten 250 mL Dreihalskolben werden zur eisgekühlten Lösung von 24,64 g Cyclohexen (**4.1.**, 30,4 mL, 300,00 mmol) in Chlo-

roform (100 mL) unter intensivem Rühren 43,15 g Brom (13,8 mL, 270,00 mmol) in Chloroform (60 mL) getropft. Die Tropfgeschwindigkeit ist so einzustellen, dass die Reaktionstemperatur im Bereich zwischen 0-5 °C gehalten werden kann. Nach Beendigung des Zutropfens werden 24 g Kaliumcarbonat zugesetzt und das Reaktionsgemisch wird über Nacht im geschlossenen Kolben im Kühlschrank gelagert. Nach dem Filtrieren wird das Filtrat mit Wasser alkalifrei gewaschen (**Tipp 7**) und über Na_2SO_4 getrocknet (**Tipp 5**). Das Lösungsmittel wird am Rotationsverdampfer abdestilliert (**Tipp 6**) und das verbleibende Rohprodukt im Vakuum über eine kleine Destillationsbrücke mit kurzer Vigreuxkolonne destilliert. Alternativ kann das Lösungsmittel auch an der Destillationsbrücke abdestilliert werden.

Ausbeute: 31,26 g (47,9 %, bezogen auf Brom).

Ansatz:

	Cyclohexen	Brom	Chloroform
Stoffmenge	300,00 mmol	270,00 mmol	-
Einwaage	24,64 g; 30,4 mL	43,15 g; 13,8 mL	160 mL
Summenformel	C_6H_{10}	Br_2	$CHCl_3$
Molmasse [g/mol]	82,14	159,81	119,38
Dichte [g/cm³]	0,811	3,119	1,492
CAS-Nr.	110-83-8	7726-95-6	67-66-3
GHS-Pictogramm			
H-Satz	H225, H302, H304, H411	H314, H330, H400	H302, H331, H315, H319, H351, H361d, H336, H372
P-Satz	P210, P262, P273	P210, P273, P304+P340, P305+P351+P338, P308+P310, P403+P233	P261, P281, P305+P351+P338, P311

Bemerkungen:

Neben der Temperatur ist die Farbe des Reaktionsgemisches im Auge zu behalten. Eine zunehmende Braunfärbung des Gemisches ist ein Indiz für eine zu schnelle Zugabe des Broms und eine damit einhergehende Überforderung der Umsatzrate. Gegebenenfalls muss die Tropfgeschwindigkeit gedrosselt werden.

Als Nebenreaktion kann die Substitution auftreten, die durch eine Reduzierung des Bromanteils um 10 % zurückgedrängt werden kann.

Charakterisierung:

Sdp.: 110-112 °C/24 mbar (Lit.: 96 °C/11 mbar[1])
IR (cm⁻¹): 2937, 2859, 1444, 1431, 1358, 1337, 1256, 1177, 1160, 1117, 1032, 997, 971, 902, 860, 840, 811, 696, 685, 663, 537, 494.

¹H-NMR (400 MHz, CDCl₃): (ppm) = 4.46 (2H, s, CHBr), 2.40-2.50 (2H, m, CH), 1.84-1.94 (2H, m, CH), 1.75-1.85 (2H, m, CH), 1.45-1.55 (2H, m, CH).

Literatur:
1. Autorenkollektiv; Organikum: Organisch-chemisches Grundpraktikum, 21. Aufl., WILEY-VCH Verlag GmbH, Weinheim 2001, S. 299-300.

3.2 *trans*-1,2-Cyclohexandiol

$$\text{Cyclohexen} + H_2O_2 \xrightarrow[\text{NaOH}]{\text{HCOOH}} \text{trans-1,2-Cyclohexandiol}$$

4.1.		3.2.
C_6H_{10}		$C_6H_{12}O_2$
$M_r = 82{,}14$	$M_r = 34{,}01$	$M_r = 116{,}16$

Benötigte Geräte:
250 mL Dreihalskolben, Innenthermometer, Tropftrichter, Rückflusskühler, Magnetrührer, Wasserbad

Darstellung[1]:
Achtung! Reaktionen mit Persäuren oder Peroxyverbindungen sollten stets unter einem Abzug mit heruntergezogener Frontscheibe durchgeführt werden. Dabei ist darauf zu achten, dass die Peroxyverbindung zum Reaktionspartner gegeben wird und nicht umgekehrt.

In einem mit Rückflusskühler, Innenthermometer und Tropftrichter ausgestatteten 250 mL Dreihalskolben werden zum Gemisch aus Ameisensäure (75 mL) und 30 %-igem Wasserstoffperoxid (12,5 mL, 125,00 mmol) innerhalb von 15 min 10,26 g Cyclohexen (**4.1.**, 12,7 mL, 125,00 mmol) unter intensivem Rühren zugetropft. Die Tropfgeschwindigkeit ist so zu wählen, dass die Innentemperatur auf unter 40 °C gehalten werden kann; ggf. muss gekühlt werden. Nach beendeter Zugabe wird 2 h bei 40 °C gerührt.

Zum Prüfen auf Anwesenheit nicht umgesetzten Wasserstoffperoxids wird ein Tropfen der Reaktionslösung auf Kaliumiodid-Stärke-Papier getüpfelt. Reagiert der Teststreifen deutlich positiv (tiefbraune Färbung), muss bis zur deutlich schwächeren Farbreaktion (schwach-bräunlich) weiter gerührt werden. Sicherheitshalber wird restliches Wasserstoffperoxid durch Zusatz von Natriumhydrogensulfit (NaHSO₃) zerstört.

Die Hauptmenge des Wassers und der Ameisensäure wird am Rotationsverdampfer abdestilliert (Tipp 6), wobei die Temperatur des Wasserbades 40 °C nicht überschreiten sollte. Dem Rückstand wird unter Eiskühlung eine eisgekühlte Lösung aus 10,00 g Natriumhydroxid (250,00 mmol) in Wasser (20 mL) portionsweise zugeführt, wobei die Innentemperatur 40 °C nicht überschreiten sollte. Die alkalische Lösung wird 30 min bei 40 °C gerührt und mit etwas Wasser verdünnt, um einen eventuell entstandenen Niederschlag wieder in Lösung zu bringen. Das Gemisch wird mit Kochsalz gesättigt und fünfmal mit erwärmten Ethylacetat (je 50 mL) extrahiert. Die vereinigte organische Phase wird mit einer gesättigten Kochsalzlösung (20 mL) extrahiert, über Na_2SO_4 getrocknet (**Tipp 5**) und am Rotationsverdampfer im Vakuum eingedampft (**Tipp 6**). Der Rückstand lässt sich entweder aus Ethylacetat oder Diethylether/Ethanol umkristallisieren (**Tipp 10**).

Ausbeute: 9,15 g (63,0 %).

Ansatz:

	Cyclohexen	Ameisensäure	Wasserstoffperoxid	Natriumhydroxid
Stoffmenge	125,00 mmol	-	135,00 mmol	250,00 mmol
Einwaage	10,26 g; 12,7 mL	75 mL	14,16 g; 12,5 mL (30 %ig)	10,00 g
Summenformel	C_6H_{10}	CH_2O_2	H_2O_2	HONa
Molmasse [g/mol]	82,14	46,03	34,01	40
Dichte [g/cm³]	0,811	1,220	1,130	-
CAS-Nr.	110-83-8	64-18-6	7722-84-1	1310-73-2
GHS-Piktogramm				
H-Satz	H225, H302, H304, H411	H226, H302, H314, H331	H272, H302+H332, H315, H318, H335	H290, H314
P-Satz	P210, P262, P273	P210, P303+P361+P353, P304+P340+P310, P305+P351+P338, P403+P233	P220, P261, P280, P305+P351+P338	P280, P301+P330+P331, P305+P351+P338, P308+P310

Bemerkungen:
Eine alternative Reinigung kann durch eine Vakuumdestillation erfolgen (Sdp.: 120-125 °C/4 Torr [1]). Dabei ist ein Luftkühler zu verwenden, da das Destillat bei Verwendung eines Wasserkühlers im Kühlerrohr auskristallisieren würde. Sollte das Destillat trotz des Arbeitens mit einem Luftkühler in diesem auskristallisieren, muss es mit Hilfe eines Heißluftföns wieder geschmolzen werden, um ein Verstopfen des Kühlrohres zu verhindern.

Bei der oxidativen Umsetzung eines Alkens mit Kaliumpermanganat bzw. Osmiumtetroxid werden aufgrund des fünfgriedrigen zyklischen Übergangszustands vicinale *cis*-Diole gebildet.

Charakterisierung:
Smp.: 97-103 °C (Lit.: 101,5-103 °C [1])
IR (cm^{-1}): 3286, 2930, 2858, 1444, 1397, 1366, 1351, 1288, 1231, 1192, 1116, 1063, 1036, 928, 857, 845, 656, 566, 530, 472, 463, 439.
^{1}H-NMR (400 MHz, CDCl$_3$): (ppm) = 3.30-3.40 (2H, m, CHOH), 1.94-2.00 (2H, m, CH), 1.65-1.75 (2H, m, CH), 1.20-1.32 (4H, m, CH$_2$).

Literatur:
1. A. Roebuck und H. Adkins; Org. Synth. *28*, 35-37 (1948).

3.3 (*R,S*)-Dibrombernsteinsäure

HOOC—CH=CH—COOH + Br$_2$ $\xrightarrow[100\,°C]{H_2O}$ HOOC–CHBr–CHBr–COOH

3.3.

C$_4$H$_4$O$_4$
Mr = 116,07

Mr = 159,81

C$_4$H$_4$Br$_2$O$_4$
Mr = 275,88

Benötigte Geräte:
100 mL Dreihalskolben, Rückflusskühler, Tropftrichter, Magnetrührer, Ölbad

Darstellung[1]:
Sämtliche Arbeiten sind unter einem gut arbeitenden Abzug durchzuführen. Brom ist eine stark ätzende Substanz und zudem ein Atemgift. Der während der Reaktion entstehende gasförmige Bromwasserstoff ist ebenfalls ätzend und sollte nicht einfach über den Abzug abgeführt, sondern zur Neutralisation in ca. 10 %-ige Natronlauge eingeleitet werden.

In einem mit Rückflusskühler und Tropftrichter bestückten 100 mL Dreihalskolben werden 5,80 g Maleinsäure (50,00 mmol) in 20 mL Wasser suspendiert und im Ölbad zum Sieden erhitzt. Durch einen Tropftrichter werden in der Siedehitze 8,79 g Brom (2,8 mL, 55,00 mmol) langsam in einer Geschwindigkeit zugetropft, die es erlaubt, das Abreagieren und damit die Entfärbung des zugetropften Broms wahrzunehmen (Dauer: ca. 1 h). Gegen Ende der Reaktion bleibt die bräunliche Färbung durch den geringen Überschuss an Brom bestehen. Bereits während der Bromzugabe scheidet sich ein kristalliner Niederschlag ab.

Nach dem Beenden der Zugabe wird das Abscheiden des Rohproduktes durch Abkühlen mittels Eis vervollständigt. Der Feststoff wird filtriert, mit kaltem Wasser (3x 10 mL) farblos gewaschen und aus 2 N Salzsäure umkristallisiert (**Tipp 10**). Die Trocknung sollte im Exsikkator über Kaliumhydroxid erfolgen (**Tipp 9**).

Ausbeute: 5,28 g (38,3 %).

Ansatz:

	Maleinsäure	Brom	Wasser
Stoffmenge	50,00 mmol	55,00 mmol	-
Einwaage	5,80 g	8,79 g; 2,8 mL	20 mL
Summenformel	$C_4H_4O_4$	Br_2	H_2O
Molmasse [g/mol]	116,07	159,81	18,02
Dichte [g/cm³]	-	3,119	1,000
CAS-Nr.	110-16-7	7726-95-6	7732-18-5
GHS-Pictogramm			-
H-Satz	H302, H315, H319, H335, H317	H314, H330, H400	-
P-Satz	P261, P280, P305+P351+P338	P210, P273, P304+P340, P305+P351+P338, P308+P310, P403+P233	-

Bemerkungen:
Ausgehend von Fumarsäure gelingt die Synthese von **3.3.** entsprechend.

Charakterisierung:
Smp.: 165-167 °C (Lit.: 166-167 °C [1])
IR (cm⁻¹): 2500-3100, 1697, 1421, 1279, 1223, 1204, 1177, 1144, 902, 776, 714, 653, 581, 422.
¹H-NMR (400 MHz, DMSO-d_6): δ (ppm) = 13.96 (2H, s, stark verbreitert, COOH), 4.53 (2H, s, CH).

Literatur:
1. Autorenkollektiv; Organikum: Organisch-chemisches Grundpraktikum, 21. Aufl., WILEY-VCH Verlag GmbH, Weinheim 2001, S. 299-300.

3.4 Bicyclo[2.2.2]-2,3;5,6-dibenzoocta-2,5-dien-7,8-dicarbonsäure-anhydrid

C$_{14}$H$_{10}$	C$_4$H$_2$O$_3$	**3.4.** C$_{18}$H$_{12}$O$_3$
M$_r$ = 178,23	M$_r$ = 98,06	M$_r$ = 276,17

Benötigte Geräte:
250 mL Rundkolben, Rückflusskühler, Magnetrührer, Ölbad

Darstellung[1]:
In einem 250 mL Rundkolben werden 4,90 g Maleinsäureanhydrid (50,00 mmol) und 8,91 g Anthracen (50,00 mmol) in 120 mL p-Xylen suspendiert und 1 h unter Rückfluss erhitzt, wobei die anfänglich gelbe Farbe des Reaktionsgemisches fast vollkommen verschwindet. Zur vollständigen Kristallisation wird ohne weiteres Rühren 1 h bei Raumtemperatur stehengelassen (s. Bemerkungen). Die Kristalle werden filtriert, aus Ethylacetat umkristallisiert (**Tipp 10**) und im Exsikkator (CaCl$_2$) getrocknet (**Tipp 9**).
Ausbeute: 7,73 g (56,0 %).

Ansatz:

	Maleinsäureanhydrid	Anthracen	p-Xylen
Stoffmenge	50,00 mmol	50,00 mmol	-
Einwaage	4,90 g	8,91 g	120
Summenformel	C$_4$H$_2$O$_3$	C$_{14}$H$_{10}$	C$_8$H$_{10}$
Molmasse [g/mol]	98,06	178,23	106,17
Dichte [g/cm³]	-	-	0,861
CAS-Nr.	108-31-6	120-12-7	106-42-3
GHS-Pictogramm	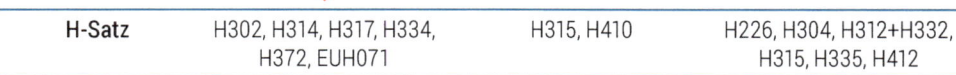		
H-Satz	H302, H314, H317, H334, H372, EUH071	H315, H410	H226, H304, H312+H332, H315, H335, H412

	Maleinsäureanhydrid	Anthracen	p-Xylen
P-Satz	P260, P280, P284, P303+P353, P304+P340+P310, P305+P351+P338, P342+P342, P311	P273, P280, P302+P352, P332+P313, P501	P210, P273, P280, P301 + P310, P303 + P361 + P353, P331

Bemerkungen:
Eine Eiskühlung ist zum Auskristallisieren des Rohproduktes nicht ratsam, da p-Xylen unterhalb von 12-13 °C ebenfalls erstarrt.

Charakterisierung:
Smp.: 260 °C (Lit.: 262 °C [1]).
IR (cm^{-1}): 1862, 1769, 1461, 1290, 1227, 1212, 1115, 1069, 1022, 970, 922, 900, 845, 778, 755, 714, 702, 634, 608, 531, 406.
^{1}H-NMR (400 MHz, Aceton-d$_6$): δ (ppm) = 7.49-7.52 (2H, m, H$_{aromat.}$), 7.35-7.38 (2H, m, H$_{aromat.}$), 7.19-7.22 (4H, m, H$_{aromat.}$), 4.92 (2H, m, CH$_{benzyl}$), 3.75 (2H, m, CH$_{succin.}$).

Literatur:
1. Autorenkollektiv; Organikum: Organisch-chemisches Grundpraktikum, 21. Aufl., WILEY-VCH Verlag GmbH, Weinheim 2001, S. 332-333.

3.5 endo-Bicyclo[2.2.1]hept-2-en-5,6-dicarbonsäureanhydrid

C$_5$H$_6$	C$_4$H$_2$O$_3$	C$_9$H$_8$O$_3$
M$_r$ = 66,10	M$_r$ = 98,06	M$_r$ = 164,16

Benötigte Geräte:
50 mL Rundkolben, Ölbad, 100 mL Rundkolben, Tropftrichter, Magnetrührer

Darstellung[1]:
a) Herstellung des Cyclopentadiens (s. Bemerkungen):

3 Addition an nichtaktivierte C-C-Mehrfachbindungen

In einem 50 mL Rundkolben werden 13,20 g Dicyclopentadien (100,00 mmol) über eine kurze Kolonne destilliert (Ölbadtemperatur: 170-180 °C). Cyclopentadien siedet bei 40-41 °C.

b) Cycloaddition:
In einem eisgekühlten 100 mL Rundkolben werden 4,90 g Maleinsäureanhydrid (50,00 mmol) in 50 mL Toluen suspendiert. Innerhalb von 10 Minuten werden bei gleicher Temperatur mittels eines Tropftrichters 4,96 g Cyclopentadien (75,00 mmol) zügig eingetragen. Während der Zugabe geht Maleinsäureanhydrid in Lösung und das neu gebildete Rohprodukt beginnt, sich in Form von farblosen Nadeln abzuscheiden.

Nach dem Beenden der Zugabe wird 30 min ohne Eiskühlung weiter gerührt, mit 50 mL Petrolether (50-70 °C) verdünnt und zur vollständigen Kristallisation über Nacht in den Kühlschrank gestellt. Die Kristalle werden filtriert, mit eiskaltem Petrolether (30 mL) gewaschen, aus einem Toluen/Petrolether-Gemisch (1:1) umkristallisiert (**Tipp 10**) und im Exsikkator (CaCl$_2$) getrocknet (**Tipp 9**).

Ausbeute: 6,98 g (85,1 %).

Ansatz:

	Maleinsäureanhydrid	Cyclopentadien	Toluen
Stoffmenge	50,00 mmol	75,00 mmol	-
Einwaage	4,90 g	4,96 g	50 mL
Summenformel	C$_4$H$_2$O$_3$	C$_5$H$_6$	C$_7$H$_8$
Molmasse [g/mol]	98,06	66,10	92,14
Dichte [g/cm³]	-	-	0,866
CAS-Nr.	108-31-6	542-92-7	108-88-3
GHS-Pictogramm	(Ätzend, Ausrufezeichen, Gesundheitsgefahr)	(Flamme, Totenkopf)	(Flamme, Ausrufezeichen, Gesundheitsgefahr)
H-Satz	H302, H314, H317, H334, H372, EUH071	H226, H301, H311, H315, H319, H335	H225, H304, H315, H336, H361d, H373
P-Satz	P260, P280, P284, P303+P353, P304+P340+P310, P305+P351+P338, P342+P342, P311	P280, P210, P241, P262, P304+P340, P301+P310, P303+P362+P353, P235	P210, P240, P314, P403+P233, P301+P310+P330, P302+P352

Bemerkungen:

Dicyclopentadien →(Δ) 2 Cyclopentadien

C$_{10}$H$_{12}$
M$_r$ = 132,20

C$_5$H$_6$
M$_r$ = 66,10

Cyclopentadien kann nicht als solche Substanz im Handel erworben werden. Aufgrund seiner stark ausgeprägten Neigung zur Dimerisierung, die ebenfalls im Sinne einer Diels-Alder-Reaktion verläuft, muss Cyclopentadien unmittelbar vor der Reaktion durch thermische Spaltung des technischen Dicyclopentadiens gewonnen werden.

Anstelle des lt. Originalvorschrift zu verwendenden toxischen Benzens (teratogen und carcinogen) wurde hier Toluen verwendet.

Charakterisierung:
Smp.: 162-164 °C (Lit.: 162-163 °C [1])
IR (cm^{-1}): 2979, 2950, 1838, 1764, 1462, 1447, 1332, 1294, 1269, 1228, 1193, 1122, 1087, 1051, 948, 931, 899, 840, 820, 789, 732, 701, 653, 606, 560, 430.
^{1}H-NMR (400 MHz, CDCl$_3$): δ (ppm) = 6.32 (2H, s, =CH), 3.48-3.59 (4H, 2xm, CH), 1.77-1.81 (1H, dt, 9.2 Hz + 1.6 Hz, CH$_2$), 1.58 (1H, d, 9.2 Hz, CH$_2$).

Literatur:
1. In Analogie zu: L. Gattermann, T. Wieland; Die Praxis des organischen Chemikers, 43. Aufl., De Gruyter Verlag, Berlin, New York, S. 201-202 (1982).

4 Eliminierung unter Bildung von C-C-Mehrfachbindungen

Eliminierungen unter Bildung von C-C-Mehrfachbindungen sind meist als 1,2-Eliminierungen anzusehen. Hierbei werden von benachbarten C-Atomen Substituenten entfernt und eine C-C-Mehrfachbindung geschaffen. Dazu wird auf der einen Seite eine Abgangsgruppe und auf der anderen eine weitere Abgangsgruppe benötigt, meist ein Proton, welches von einer Base abstrahiert werden kann. In der Regel wird das energetisch günstigere E-konfigurierte Derivat gebildet.

Die 1,2-Eliminierung lässt sich auf Grundlage des Reaktionsablaufs in drei Klassen einteilen. Diese sind analog zu den nukleophilen Substitutionen E1 und E2 benannt und durch den E1cb-Mechanismus ergänzt.

Reaktionsübersicht

3.1.
$C_6H_{10}Br_2$
$M_r = 241{,}95$

4.3.
C_6H_8
$M_r = 80{,}13$

Vergleich der Mechanismen:

Eigenschaft	E1	E1cb	E2
Reaktionsordnung	1. Ordnung	2. Ordnung	2. Ordnung
Molekularität	unimolekular	unimolekular	bimolekular
Geschwindigkeitsbestimmend	Abgangsgruppe	Abgangsgruppe & Base	Abgangsgruppe & Base
Zwischenstufe	Kation	Anion	Übergangszustand
Austritt der Abgangsgruppe	1. Schritt	2. Schritt	Gleichzeitig
Stereochemie	selektiv	selektiv/spezifisch	k.a.
Regiochemie	selektiv	selektiv/spezifisch	k.a.

k.a., keine Angabe.

Steuerung/Selektivität

Nukleophile Substitutionen und Eliminierungen können in Konkurrenz treten.
Eliminierung bevorzugt durch: starke Basen
sperrige/sterisch gehinderte Basen
hohe Temperaturen

E2-Mechanismus S_N1-Mechanismus

Selektivität
Sowohl E1 als auch E2 Reaktionen können regio- und stereoselektiv verlaufen.
  E1: regioselektiv, höher substituiertes Alken bevorzugt,
  E2: regioselektiv, höher substituiertes Alken bevorzugt, sterisch gehinderte Basen liefern jedoch stereoselektiv das weniger hoch substituierte Alken. Eine Reaktion verläuft stereoselektiv, wenn von mehreren möglichen Stereoisomeren eines überwiegend oder ausschließlich (stereospezifisch) gebildet wird.

Stereoselektiv: *E* (entgegen) oder *Z* (zusammen). Achtung: Die stereochemischen Deskriptoren *cis* und *trans* werden nicht für Doppelbindungen verwendet, finden aber manchmal bei Übergangszuständen in der chemischen Reaktion Anwendung.
  E1: stereoselektiv: *E*-Konfiguration ist energetisch bevorzugt
  E2: stereoselektiv, teilweise stereospezifisch
Der Übergangszustand verlangt eine anti-periplanare Stellung der abgehenden Substituenten.

Symmetrische Substituenten: Energetisch günstiger ist die Anordnung, wenn sich die größeren Reste gegenüberliegen. Die Doppelbindung wird *trans*-konfiguriert sein.

anti-periplanar   E-Konfiguration
energetisch günstigste Staffelung   stereoselektiv

4 Eliminierung unter Bildung von C-C-Mehrfachbindungen

Asymmetrische Substituenten: die anti-periplanare Struktur gibt die Anordnung vor. Die Doppelbindung kann *E*- (entgegen) oder *Z*- (zusammen) konfiguriert sein.

Priorität $R^1 > R^3$

anti-periplanar
einzige Möglichkeit

Z-Konfiguration
stereospezifisch

E2-Eliminationen können zur regio- und stereospezifischen Synthese genutzt werden. Durch Wahl von E1- bzw. E2-Bedingungen können Regioisomere selektiv gebildet werden.

> **INFO: Selektivität:** Als Selektion bezeichnet man eine Auswahl aus einer Grundgesamtheit. Selektiv kann man damit auch als „ausgewählt" oder „ausgesucht" beschreiben. Eine chemische Reaktion kann auf verschiedene Weisen selektiv sein, also Gegebenheiten oder Ergebnisse auswählen.
>
> Die **Regioselektivität** beschreibt, dass Positionen bzw. Atome im Molekül für eine Reaktion ausgesucht werden, weil sie anderen Postitionen für diese Art von Reaktion überlegen sind. So ist (sind) die meta-Position(en) bei einer elektrophilen Zweitsubstitution am Aromaten mit einer Deaktivierung bevorzugt, wenn bereits elektronenziehende Gruppen am Aromaten vorhanden sind, und die Reaktion verläuft selektiv für diese Position des Aromaten (Kap. 5).
>
> Unter **Stereoselektivität** versteht man die ausgesuchte Bildung von speziellen Stereoisomeren. Hat das Produkt einer Reaktion immer dieselbe Konfiguration, das heißt dieselbe räumliche Ausrichtung der Atome, ist sie stereoselektiv (Kap. 2: Walden-Umkehr von enantiomerenreinen Edukten).
>
> Eine weitere Form der Selektivität bei chemischen Reaktionen ist die **Chemoselektivität**. Hierbei findet eine Auswahl aus funktionellen Gruppen statt, die für die Reaktion zur Verfügung stehen. Um Mehrfachbindungen zu reduzieren, stehen verschiedene Reagenzien zur Verfügung. Hierbei entscheidet die Art der Mehrfachbindung bzw. der funktionellen Gruppe, welches Reagenz eingesetzt werden kann. Im Besonderen können so auch gezielt, also chemoselektiv, Mehrfachbindungen reduziert und andere erhalten werden. So kann katalytisch die Doppelbindung der Zimtsäure mit H_2 unter Pd/C -Katalyse reduziert werden, wobei die Carbonyl-Doppelbindung der Carbonsäure erhalten bleibt (Kap. 8).

Steuerung

Einfluss/Parameter	Begünstigt E1	Begünstigt E2
Lösungsmittel	polar, protisch	polar
Säure Katalysator	++	–
Starke Base	+	+++
Güte der Abgangsgruppe	+++	+++
OH^--Abgangsgruppe	++	– –

4.1 Cyclohexen

(Edukt für **1.1.**, **3.1.** und **3.2.**)

$$\text{Cyclohexanol} \xrightarrow{H_3PO_4} \text{Cyclohexen}$$

4.1.

$C_6H_{12}O$
$M_r = 100{,}16$

C_6H_{10}
$M_r = 82{,}14$

Benötigte Geräte:
250 mL Rundkolben, Destillationsapparatur, Magnetrührer, Ölbad

Darstellung[1, 2]:
In einem 250 mL Rundkolben werden 100,16 g Cyclohexanol (104 mL, 1,00 mol) und 50,00 g konz. Phosphorsäure gut miteinander gemischt und in einer Destillationsapparatur auf 160-165 °C (Ölbadtemperatur) erhitzt. Das gewünschte Rohprodukt siedet bei 82 °C und schleppt einen nicht unerheblichen Anteil an Wasser (ca. 20 %) mit sich. Die wässrige Phase wird im Scheidetrichter vom Cyclohexen getrennt, das Cyclohexen über Na_2SO_4 getrocknet (dabei verliert es die Trübung, **Tipp 1**) und zur Reinigung erneut destilliert.
   Ausbeute: 60,69 g (73,9 %).

Ansatz:

	Cyclohexanol	Phosphorsäure (konz.)
Stoffmenge	1,00 mol	0,51 mol
Einwaage	100,16 g; 104 mL	50,00 g
Summenformel	$C_6H_{12}O$	H_3O_4P
Molmasse [g/mol]	100,16	98,00
Dichte [g/cm³]	0,960	1,874

4 Eliminierung unter Bildung von C-C-Mehrfachbindungen

	Cyclohexanol	Phosphorsäure (konz.)
CAS-Nr.	108-93-0	7664-38-2
GHS-Pictogramm		
H-Satz	H302+H332, H315, H335	H290, H314
P-Satz	P261	P280, P301+P330+P331, P305+P351+P338, P308+P310

Charakterisierung:
Sdp.: 82-83 °C (Lit.: 83 °C [1])
IR (cm^{-1}): 3021, 2923, 2857, 2836, 1651, 1437, 1321, 1264, 1136, 1036, 916, 875, 809, 717, 634, 452, 409.
^{1}H-NMR (400 MHz, CDCl$_3$): δ (ppm) = 5.67 (2H, s, H$_{olefin}$), 1.99 (4H, s, H-3/6), 1.61 (4H, s, H-4/5).

Literatur:
1. Autorenkollektiv; Organikum: Organisch-chemisches Grundpraktikum, 21. Aufl., WILEY-VCH Verlag GmbH, Weinheim 2001, S. 275.
2. L. Gattermann, T. Wieland; Die Praxis des organischen Chemikers, 43. Aufl., De Gruyter Verlag, Berlin, New York, S. 186 (1982).

4.2 Cyclohexa-1,3-dien

3.1.	4.3.
C$_6$H$_{10}$Br$_2$	C$_6$H$_8$
M$_r$ = 241,95	M$_r$ = 80,13

Benötigte Geräte:
250 mL Dreihalskolben, Tropftrichter, Destillationsapparatur, Magnetrührer, Ölbad

Darstellung[1]:
In einem mit Tropftrichter und Destillationsapparatur bestücktem 250 mL Dreihalskolben werden zunächst 7,01 g Kaliumhydroxid (125,00 mmol) unter Erhitzen auf ca. 100 °C in Triethylenglycol (30 mL) gelöst. Nach stärkerem Erhitzen auf 170-180 °C werden 12,10 g *trans*-1,2-Dibromcyclohexan (6,8 mL, 50,00 mmol) innerhalb von 10 min zugetropft. Parallel zur Zugabe destilliert das

Produkt in eine mit Eis-Kochsalz-Mischung gekühlte Vorlage. Bei einer Siedetemperatur von 80-95 °C destilliert das Rohprodukt als azeotropes Gemisch mit Wasser über. Nach ca. 30 min ist die Reaktion in der Regel beendet. Das Rohprodukt wird im Scheidetrichter vom Wasser getrennt, über Natriumsulfat getrocknet (**Tipp 5**) und erneut an einer kurzen Destillationsbrücke destilliert.
Ausbeute: 0,83 g (20,8 %).

Ansatz:

	trans-1,2-Dibrom-cyclohexan	Kaliumhydroxid	Triethylenglycol
Stoffmenge	50,00 mmol	125,00 mmol	-
Einwaage	12,10 g; 6,8 mL	7,01 g	30 mL
Summenformel	$C_6H_{10}Br_2$	HKO	$C_6H_{14}O_4$
Molmasse [g/mol]	241,95	56,11	150,17
Dichte [g/cm³]	1,78	-	1,124
CAS-Nr.	7429-37-0	1310-58-3	112-27-6
GHS-Pictogramm	⚠	☣ ⚠	-
H-Satz	H302, H315, H319, H335	H314, H302, H290	H315, H319, H335
P-Satz	P261, P280, P301+P312, P304+P340, P305+P351+P338, P403+P233, P501	P280, P301+P330+P331, P305+P351+P338, P308+P310	P261, P305+P351+P338

Bemerkungen:
Die Zugabe des *trans*-1,2-Dibromcyclohexans kann mit sehr starkem Schäumen einhergehen. Deswegen sollte die Reaktion in einem ausreichend voluminösen Kolben durchgeführt werden und zu Beginn in einer kleineren Zutropfrate erfolgen.
Eine Variation der Reaktionsbedingungen brachte keine Steigerung der Ausbeute.
Beachten Sie, dass ein konjugiertes Dien energetisch günstiger ist als ein Alkin.

Charakterisierung:
Sdp.: 80-83 °C (Lit.: 80 °C [1])
IR (cm^{-1}): 3036, 2933, 2871, 2825, 1480, 1436, 1373, 1292, 1240, 1164, 1118, 1057, 959, 923, 885, 844, 747, 677, 656, 472, 422.
^{1}H-NMR (400 MHz, CDCl$_3$): δ (ppm) = 5.87-5.91 (2H, m, H$_{olefin.}$), 5.77-5.82 (2H, m, H$_{olefin.}$), 2.15-2.16 (4H, m, CH$_2$CH$_2$).

Literatur:
1. Autorenkollektiv; Organikum: Organisch-chemisches Grundpraktikum, 21. Aufl., WILEY-VCH Verlag GmbH, Weinheim 2001, S. 280.

5 Substitution am Aromaten

Bei der aromatischen Substitution folgt dem Eintreten einer Gruppe der Austritt einer anderen. Die Substitution verläuft über eine Additions-Eliminierungs-Reaktion. Triebkraft ist die Stabilität der aromatischen Verbindung.

Es ist zwischen elekrophiler, nukleophiler und radikalischer Substitution zu unterscheiden. Elektrophile aromatische Substitutionen sind gekennzeichnet durch die Addition eines Elektrophils, der Delokalisierung der positiven Ladung und der Eliminierung eines Protons.

Reaktionsübersicht

Addition — Delokalisation — Rearomatisierung

Steuerung/Selektivität

Mehrfach-Substitutionen sind gekennzeichnet von der Frage der Regioselektivität. Durch die dirigierenden Effekte der Substituenten kann diese beantwortet werden.

Aktivierende Substituenten (+M-, +I-Effekte) dirigieren in *ortho*- und *para*-Position, desaktivierende Substituenten (-M-,-I-Effekte) dirigieren in *meta*-Position. Für mesomere Effekte können aus den Grenzformeln vorteilhaft Vorhersagen abgeleitet werden (bei zusätzlichen sterischen und induktiven Effekten sind die mesomeren Grenzformel der Wheland-Zwischenstufen aussagefähiger).

(-M) Bsp.: $-NO_2$, $-COOR$ weitere

Desaktivierung der *ortho*- und *para*-Positionen

(+M) Bsp.: $-NR_2H$, $-OR$ weitere

Aktivierung der *ortho*- und *para*-Positionen

Steuerung

Durch geschickte Wahl der Syntheseroute und des Erstsubstituenten lässt sich regioselektiv substituieren.

INFO: SSS/KKK-Eselsbrücke.

Sonne und Siedehitze → Seitenkettensubstitution: Wird die radikalische Bromierung (s. Kap. 1) mit elementarem Brom durchgeführt, so muss zunächst eine Spaltung durch Licht (Sonnenlicht) die reaktiven Bromradikale generieren. Anschließend wird die S_R-Reaktion dann durch Erhitzen zum Sieden beschleunigt. Da hier eine radikalische Bromierung vorliegt, erfolgt die Substitution regioselektiv am energetisch bevorzugten benzylischen C-Atom in der Seitenkette. Ohne Belichtung oder Zugabe von Initiatoren erfolgt vor allem in der Kälte keine homolytische Spaltung in Radikale. Gibt man stattdessen einen Katalysator wie die Lewissäure $AlCl_3$ dazu, findet eine partielle heterolytische Spaltung des Br_2-Moleküls statt. Das angreifende Teilchen ist dann ein partiell positiv geladenes Elektrophil („$Br^{\delta+}$-R, z. B. $Br^{\delta+}$-$AlCl_3$") und attackiert bevorzugt den Ort höchster Elektronendichte, den aromatischen Ring („Kern"), und führt zu einer elektrophilen Substitution am Aromaten (5.7) Ar-S_E:

Katalysator und Kälte → Kernsubstitution. Elektronendonor-substituierte Aromaten (z. B. Phenol) reagieren auch ohne Katalysator mit Brom nach demselben Mechanismus.

5.1 2,4-Dihydroxybenzoesäure

$$\text{Resorcinol} + KHCO_3 \xrightarrow[2h]{H_2O, 100\,°C} \text{2,4-Dihydroxybenzoesäure}$$

5.1.

$C_6H_6O_2$	$CHKO_3$	$C_7H_6O_4$
M_r = 110,11	M_r = 100,12	M_r = 154,12

Benötigte Geräte:
100 mL Rundkolben, Rückflusskühler

Darstellung[1]:
In einem 100 mL Rundkolben werden 5,50 g (50,00 mmol) Resorcinol und 25,00 g (250,00 mmol) Kaliumhydrogencarbonat in 60 mL Wasser gelöst und zunächst 2 h im siedenden Wasserbad und anschließend weitere 20 min im Heizpilz (Stufe 3) unter Rückfluss erhitzt. Nach dem Abkühlen mittels eines Eisbades fällt man das Rohprodukt durch vorsichtige Zugabe von konzentrierter Salzsäure langsam aus. Achtung! Da die Reaktionslösung zunächst stark alkalisch reagiert, kann es beim Ansäuern zu heftigem Spritzen kommen (**Tipp 2**). Ist ein pH-Wert von 2-3 erreicht (dies ist unbedingt zu überprüfen!), wird noch 15 min im Eisbad stehengelassen, filtriert und aus Wasser unter Zugabe einer Spatelspitze Aktivkohle (**Tipp 3**) umkristallisiert. Das Produkt wird filtriert und im Exsikkator ($CaCl_2$) getrocknet (**Tipp 9**).
  Ausbeute: 4,78 g (62,1 %).

Ansatz:

	Resorcinol	Kaliumhydrogen-carbonat	Wasser
Stoffmenge	50,00 mmol	250,00 mmol	-
Einwaage	5,50 g	25,00 g	60 mL
Summenformel	$C_6H_6O_2$	$CHKO_3$	H_2O
Molmasse [g/mol]	110,11	100,12	18,02
Dichte [g/cm³]	-	-	1,000
CAS-Nr.	108-46-3	298-14-6	7732-18-5
GHS-Pictogramm	⚠ ☠	-	-

	Resorcinol	Kaliumhydrogen-carbonat	Wasser
H-Satz	H302, H315, H319, H400	-	-
P-Satz	P273, P302+P352, P305+P351+P338	-	-

Bemerkungen:
Nach der Originalvorschrift wird 15 min im sogenannten Babo-Trichter zum Sieden erhitzt. Da in dieser Apparatur jedoch mit einem Bunsenbrenner ein offenes Feuer Anwendung findet, das organische Lösungsmittel bzw. deren Dämpfe entzünden könnte, verbietet sich der Einsatz des Babo-Trichters in einem organisch-synthetischen Lehrlabor. Alternativ wird hier 20 min in einem Heizpilz erhitzt.

Der Erfolg einer Carboxylierung von Phenolen unter Kolbe-Schmitt-Bedingungen ist stark abhängig von der Reaktionsfreudigkeit des Ausgangsstoffes. So lässt sich Resorcinol als sehr reaktives Edukt bequem nach oben beschriebener Methode umsetzen. Aminophenol oder Phenol gehören dagegen zu den Phenolen mittlerer oder gar wenig ausgeprägter Reaktivität gegenüber elektrophilen Agenzien und können nur unter deutlich drastischeren Bedingungen carboxyliert werden (Erhitzen auf 130-190 °C im Autoklaven, Verwendung von CO_2, Reaktionsdauer von 6-24 h).[2]

Charakterisierung:
Schmp.: 208-210 °C (Lit.: 202-204 °C unter Zersetzung[1]; 213 °C unter Zersetzung[2])

IR (cm^{-1}): 3364, 2500-3100, 1627, 1518, 1442, 1402, 1346, 1225, 1180, 1155, 1091, 977, 877, 846, 798, 772, 748, 691, 640, 624, 601, 529, 479, 448.

^{1}H-NMR (400 MHz, DMSO-d_6): δ (ppm) = 13.35 (1H, s, stark verbr., COOH), 11.43 (1H, s, stark verbr., OH), 10.37 (1H, s, verbr., OH), 7.62 (1H, d, 8.8 Hz, $H_{aromat.}$), 6.33 (1H, dd, 8.8 Hz + 4.2 Hz, $H_{aromat.}$), 6.26 (1H, d, 4.2 Hz, $H_{aromat.}$).

Literatur:
1. In Analogie zu: L. Gattermann, T. Wieland; Die Praxis des organischen Chemikers, 43. Aufl., De Gruyter Verlag, Berlin, New York, S. 272 (1982).
2. Autorenkollektiv; Organikum: Organisch-chemisches Grundpraktikum, 21. Aufl., WILEY-VCH Verlag GmbH, Weinheim 2001, S. 390-392.

5.2 2-Nitrophenol
5.3 4-Nitrophenol

C_6H_6O
$M_r = 94{,}11$

KNO_3
$M_r = 101{,}10$

Reagenzien: H_2SO_4, H_2O, $20 - 25\,°C$

5.2.
5.3.

$C_6H_5NO_3$
$M_r = 139{,}11$

Benötigte Geräte:
500 mL Zweihalskolben mit Innenthermometer, 100 mL Tropftrichter (mit Druckausgleich), Destillationsapparatur, Ölbad.

Darstellung[1]:
Die Reaktion muss aufgrund der Gefahr der Entstehung nitroser Gase im Abzug durchgeführt werden!

In einem 500 mL Zweihalskolben mit Innenthermometer werden 50,55 g (500,00 mmol) Kaliumnitrat unter Erwärmen (Wasserbad) in 100 mL Wasser gelöst. Noch vor dem vollständigen Abkühlen auf Raumtemperatur tropft man vorsichtig unter Rühren 50,00 g (27,17 mL) konz. Schwefelsäure pipettenweise (Pasteurpipette, s. Bemerkungen) hinzu, wobei sich das Gemisch stark erwärmt (Tipp 4). Bei 20 °C wird eine durch Erwärmen verflüssigte Mischung von 23,53 g (250,00 mmol) Phenol und 2,50 mL Wasser aus einem 100 mL Tropftrichter mit Druckausgleich so zugetropft, dass die Temperatur stets zwischen 20-25 °C bleibt. Nach zweistündigem Stehenlassen bei Raumtemperatur, dem Verdünnen des Gemisches mit dem doppelten Volumen Wasser und durch Abkühlen im Eisbad scheidet sich das Produktgemisch als schwarzes Öl ab, von dem soviel Wasser wie möglich abdekantiert wird. Das Öl wird zum Entfernen der überschüssigen Nitriersäure weitere drei Male durch Schwenken mit jeweils 100 mL Wasser ausgewaschen und das Wasser jeweils abdekantiert. Das vereinigte Waschwasser kann weiter aufgearbeitet werden (s. u. c)).

a) 2-Nitrophenol
Da bei der Destillation ein unangenehmer Geruch entsteht, sollte unter dem Abzug gearbeitet werden. Das Dekantat aus obiger Aufarbeitung wird zur vereinfachten Wasserdampfdestillation mit 400 mL Wasser versetzt, der Kolben mit einer Destillationsbrücke bestückt und die wässrige Phase durch Erhitzen auf dem Ölbad so lange destilliert, bis das Kondensat farblos ist. Das Destillat ist auf drei aufeinander folgende Fraktionen von je 100 mL zu verteilen und in einem Eisbad zu kühlen. Die jeweils ausgefallenen Feststoffe werden zunächst separat filtriert, im Exsikkator ($CaCl_2$) getrocknet (Tipp 9) und vor einer Vereinigung auf Reinheit (DC,

s. u. c)) untersucht. Sollte das Produkt zu stark verunreinigt sein, ist die Wasserdampfdestillation ggf. zu wiederholen.

Ausbeute: 8,03 g (23,1 %).

b) 4-Nitrophenol

Zur Gewinnung des nur wenig wasserflüchtigen 4-Nitrophenols wird der in den verbliebenen 100 mL Wasser vorliegende Destillationsrückstand über Nacht im Kühlschrank gelagert, die ausgefallenen Kristalle (Fraktion A) filtriert und ein etwaig am Kolbenboden klebender schwarzer Rückstand (Fraktion B) davon abgetrennt. Beide Fraktionen (A und B) werden jeweils mit 100 mL Wasser aufgenommen, unter Zusatz einer Spatelspitze Aktivkohle bis zum Sieden erhitzt und erneut für mindestens drei Stunden in den Kühlschrank gestellt. Die jeweils ausgefallenen farblosen Kristalle können nach der Filtration vereinigt und aus 100 mL einer 0,5 N Salzsäure umkristallisiert werden (**Tipp 10**). Hierbei ist heiß zu filtrieren, da die Aktivkohle noch abzutrennen ist. Das während des Abkühlens auskristallisierte 4-Nitrophenol wird filtriert, mit wenig Wasser gewaschen und im Exsikkator ($CaCl_2$) getrocknet (**Tipp 9**). Der in der Regel weiterhin vorhandene schwarze Rückstand aus Fraktion B wird ebenfalls unter Zusatz mehrerer Spatelspitzen Aktivkohle aus 100 mL einer 0,5 N Salzsäure umkristallisiert. Das Prozedere wird so lange wiederholt, bis sich nach dem Filtrieren kein nennenswerter schwarzer Rückstand während des Abkühlens mehr abscheidet.

Ausbeute: 4,68 g (13,5 %).

c) 2,4-Dinitrophenol

2,4-Dinitrophenol fällt im Rahmen dieser Reaktion lediglich als unerwünschtes Nebenprodukt in geringer Ausbeute an. Zur gezielten Synthese empfiehlt sich die in nahezu quantitativer Ausbeute verlaufende alkalische Hydrolyse von 1-Chlor-2,4-dinitrobenzen oder 2,4-Dinitroanilin.[2]

Alternativ kann das Rohprodukt auch säulenchromatographisch gereinigt werden (**Tipp 8**).[3] In dem bei der Aufarbeitung abdekantierten Waschwasser findet sich neben den primär entstehenden mononitrierten Isomeren auch das 2,4-Dinitrophenol. Das vereinigte Waschwasser wird mit 3x 100 mL Diethylether extrahiert, die vereinigten organischen Phasen über Na_2SO_4 getrocknet (**Tipp 5**), vom Trocknungsmittel durch Filtration getrennt und am Rotationsverdampfer (**Tipp 6**) bis zur Trockne eingeengt.

1,00 g des resultierenden Rückstandes wird mittels Säulenchromatographie gereinigt.

Säulenlänge:	ca. 20 cm
Säulendurchmesser:	2,5 cm
Füllhöhe:	ca. 15 cm
Stationäre Phase:	Kieselgel 60, Korngröße 0,063-0,200 mm
Mobile Phase:	Toluen/Diethylether = 20:1
Flussrate:	20 mL/15 min

Es werden 20 Fraktionen zu je 20 mL eluiert und einer dünnschichtchromatographischen Untersuchung (Silicagelfolien, Toluen/Diethylether = 4:1, Detektion: $UV_{254\,nm}$) unterzogen. Fraktionen gleichen Inhalts – im Idealfall erhält man DC-reine Fraktionen – können vereinigt und am Rotationsverdampfer (**Tipp 6**) bis zur Trockne eingeengt werden.

Ausbeute: 0,45 g

5 Substitution am Aromaten

Ansatz:

	Phenol	Kaliumnitrat	Schwefelsäure
Stoffmenge	250,00 mmol	500,00 mmol	-
Einwaage	23,53 g	50,55 g	27,2 mL
Summenformel	C_6H_6O	KNO_3	H_2O_4S
Molmasse [g/mol]	94,11	101,10	98,08
Dichte [g/cm^3]	-	-	1,840
CAS-Nr.	108-95-2	7757-79-1	7664-93-9
GHS-Pictogramm			
H-Satz	H301+H311+H331, H314, H341, H373, H411	H272	H290, H314
P-Satz	P260, P280, P301+P330+P331+P310, P303+P361+P353, P304+P340+P310, P305+P351+P338	P210, P221	P280, P301+P330+P331, P303+P361+P353, P305+P351+P338+P310

Bemerkungen:

Nach der Originalvorschrift[1] soll die konz. Schwefelsäure zugegossen werden. Von diesem robusten Prozedere ist hier jedoch aufgrund der starken Wärmeentwicklung abzuraten.

Während der Wasserdestillation sollte die Durchflussgeschwindigkeit des Kühlwassers so eingestellt werden, dass dessen Temperatur nach Aufheizen durch den Wasserdampf oberhalb des Schmelzpunktes des 2-Nitrophenols (45 °C) bleibt. Dadurch wird ein Auskristallisieren des Produktes in der Destillationsbrücke verhindert. Da die Destillation bereits durch einfaches Aufkochen des Reaktionsgemisches in Wasser funktioniert, kann auf ein Einleiten von Wasserdampf in den Destillationssumpf verzichtet werden.

Anstelle des Kaliumnitrats kann auch Natriumnitrat verwendet werden.

Es wird empfohlen, die sich Grundlagen der chromatographischen Trennung anzueignen.

Charakterisierung:

2-Nitrophenol:
Schmp.: 45 °C (Lit.: 45 °C [1])
DC: Toluen/Diethylether = 20:1; R_F = 0,79
IR (cm^{-1}): 3229, 3107, 3092, 1610, 1586, 1528, 1474, 1444, 1370, 1331, 1305, 1263, 1234, 1173, 1132, 1079, 1027, 956, 867, 817, 783, 745, 658, 563, 547, 523, 422.

¹H-NMR (400 MHz, DMSO-d₆): δ (ppm) = 10.95 (1H, s, verbr., OH), 7.90 (1H, dd, 8.4 Hz + 1.6 Hz, H-3), 7.57 (1H, ddd, 8.4 Hz + 8.4 Hz + 1.6 Hz, H-5), 7.16 (1H, dd, 8.4 Hz + 1.2 Hz, H-6), 7.00 (1H, ddd, 8.4 Hz + 8.4 Hz + 1.2 Hz, H-4).

4-Nitrophenol:
Schmp.: 114 °C (Lit.: 114 °C [1])
DC: Toluen/Diethylether = 20:1; R_F = 0,15
IR (cm⁻¹): 3351, 3118, 3075, 1610, 1589, 1486, 1330, 1292, 1197, 1172, 1111, 865, 842, 815, 750, 690, 627, 596, 534, 490.
¹H-NMR (400 MHz, DMSO-d₆): δ (ppm) = 11.07 (1H, s, verbr., OH), 8.14 (2H, d, 9.2 Hz, H-3 und H-5), 6.96 (2H, d, 9.2 Hz, H-2 und H-6).

2,4-Dinitrophenol:
Schmp.: 112-114 °C (Lit.: 112-113 °C [2])
DC: Toluen/Diethylether = 20:1; R_F = 0,28
IR (cm⁻¹): 3517, 3256, 3107, 1594, 1527, 1477, 1431, 1378, 1331, 1253, 1181, 1137, 1106, 1061, 923, 915, 850, 835, 767, 743, 713, 684, 636, 577, 541, 519, 427.
¹H-NMR (400 MHz, DMSO-d₆): δ (ppm) = 8.69 (1H, d, 2.8 Hz, H-3), 8.36 (1H, dd, 9.2 Hz + 2.8 Hz, H-5), 7.30 (1H, d, 9.2 Hz, H-6).

Literatur:
1. L. Gattermann, T. Wieland; Die Praxis des organischen Chemikers, 43. Aufl., De Gruyter Verlag, Berlin, New York, S. 240 (1982).
2. M. Imoto, Y. Matsui, M. Takeda, A. Tamaki, H. Taniguchi, K. Mizuno und H. Ikeda; J. Org. Chem. *76*, 6356-6361 (2011).
3. I.B. Ruppel, F.L. Cuneo und J.G. Krause; J. Chem. Educ. *48*, 635 (1971).

5.4 4-Nitroacetanilid

C_8H_9NO
M_r = 135,17

5.4.
$C_8H_8N_2O_3$
M_r = 180,16

Benötigte Geräte:
250 mL Dreihalskolben, Rückflusskühler, Tropftrichter, Thermometer, Magnetrührer, 100 mL Becherglas.

Darstellung[1]:

Diese Reaktion darf nur unter einem gut funktionierenden Abzug durchgeführt werden!

In einem mit Rückflusskühler, Tropftrichter und Innenthermometer ausgestatteten 250 mL Dreihalskolben werden bei Raumtemperatur 6,75 g (50,00 mmol) Acetanilid in 7 mL Eisessig suspendiert. Unter kräftigem Rühren werden 13,5 mL konz. Schwefelsäure in einer Geschwindigkeit zugetropft, die eine Erwärmung auf 40 °C gewährleistet. Nach Beendigung der Zugabe wird die nun klare Lösung mittels einer Eis-Kochsalz-Mischung auf unter 10 °C abgekühlt und sehr langsam tropfenweise (5-6 Tropfen/Minute) mit einem Gemisch aus 3,4 mL konz. Salpetersäure und 2,2 mL konz. Schwefelsäure versetzt, wobei die Temperatur nicht auf über 10 °C steigen darf. Nach erfolgter Zugabe wird die Kältemischung entfernt, das Reaktionsgemisch eine Stunde bei Raumtemperatur gerührt und schließlich vorsichtig in ein 100 mL Becherglas mit 35 g Eis gegossen. Das Gemisch wird mit einem Glasstab sorgfältig durchgerührt und 15 min. unter gelegentlichem Umrühren stehen gelassen. Nach dem Filtrieren (Fritte) des Niederschlages wird dieser in einem Becherglas mit 20 mL Wasser aufgeschlemmt, filtriert, dieser Prozedur erneut unterzogen und anschließend mit Hilfe einer Fritte möglichst trocken filtriert. Das Rohprodukt wird zum Umkristallisieren in einem 250 mL Rundkolben in 70 mL Ethanol bis zur klaren Lösung erhitzt und über Nacht im Kühlschrank stehengelassen (**Tipp 10**). Die blass-gelben Kristalle werden filtriert und im Exsikkator ($CaCl_2$) getrocknet (**Tipp 9**). Die Mutterlauge wird am Rotationsverdampfer auf das halbe Volumen eingedampft, wobei eine zweite Charge des Produktes auskristallisiert, die ebenfalls filtriert und im Exsikkator getrocknet wird und die gleiche Reinheit aufweist wie die erste Charge.

Ausbeute: 3,93 g (43,7 %).

Ansatz:

	Acetanilid	Salpetersäure	Schwefelsäure	Eisessig
Stoffmenge	50,00 mmol	-	-	-
Einwaage	6,75 g	3,4 mL	15,7 mL	7 mL
Summenformel	C_8H_9NO	HNO_3	H_2O_4S	$C_2H_4O_2$
Molmasse [g/mol]	135,16	63,01	98,08	60,05
Dichte [g/cm^3]	-	1,410	1,840	1,049
CAS-Nr.	103-84-4	7697-37-2	7664-93-9	64-19-7
GHS-Pictogramm	⚠	☠ 🔥 💀	💀	🔥 💀
H-Satz	H302	H272, H290, H314, H331	H290, H314	H226, H314
P-Satz	P301+P312, P330	P221, P280, P303+P361+P353, P304+P340, P305+P351+P338, P310	P280, P301+P330+P331, P303+P361+P353, P305+P351+P338+ P310	P210, P280, P301+P330+P331, P303+P361+P353, P305+P351+P338

Bemerkungen:

Es ist nötig, die Aminogruppe während einer Nitrierungsreaktion zu schützen (z. B. durch eine Acetylgruppe), da zum einen eine direkte Nitrierung von Anilin neben höhermolekularen Nebenprodukten, die in Oxidationsreaktionen entstehen können, und zum anderen auch das *meta*-nitrierte Produkt entstehen kann. Eine Protonierung der Aminogruppe durch die Nitriersäure geht mit dem Verlust des +M-Effektes einher, vielmehr würde sie nun als Ammoniumgruppe mit ihrem −M-Effekt die eintretende Nitrogruppe in die *meta*-Position dirigieren. Aus dem Aufspaltungsmuster der ^{1}H-NMR-Signale (klassisches AB-System mit den zwei für einen *para*-disubstituierten Aromaten typischen Dupletts) geht eindeutig hervor, dass die Substitution in *para*-Position erfolgte.

Bharadwaj et al. beschreiben eine milde Nitrierung von Acetanilid unter Verwendung eines auf Aluminiumoxid (neutral)-Phosphorsäure basierenden Katalysators.[2] Hiermit wird zwar eine überzeugende Ausbeute (80 %) erzielt, die beiden möglichen Regioisomere entstehen jedoch in einem Verhältnis von 10:90 (*ortho-/para-*) und müssen vor einer weiteren Verwendung noch voneinander getrennt werden. Gleiches gilt für die Nitrierung von Acetanilid in einem NO_2/O_3-System.[3] Eine Nitrierung mittels Guanidiniumnitrat/Schwefelsäure liefert dagegen regioselektiv ausschließlich das gewünschte, in *para*-Position nitrierte Produkt.[4]

Schließlich kann 4-Nitroacetanilid auch durch Beckmann-Umlagerung von 4-Nitroacetophenonoxim mit Chlorsulfonsäure/Toluen/90 °C [5] bzw. in einer Mikrowellen-gestützten Eintopf-Reaktion ausgehend von 4-Nitroacetophenon mit Kieselgel-Amidosulfonsäure [6] synthetisiert werden.

Charakterisierung:

Schmp.: 214 °C (Lit.: 207 °C [1], 215 °C [4])

IR (cm^{-1}): 3274, 3215, 3155, 3093, 1676, 1616, 1596, 1560, 1490, 1401, 1372, 1345, 1329, 1300, 1265, 1178, 1111, 1028, 1004, 965, 864, 845, 830, 748, 696, 686, 601, 583, 531, 495, 440.

^{1}H-NMR (400 MHz, DMSO-d_6): δ (ppm) = 10.56 (1H, s, verbr., NH), 8.21 (2H, d, 9.2 Hz, $H_{aromat.}$), 7.82 (2H, d, 9.2 Hz, $H_{aromat.}$), 2.12 (3H, s, CH_3).

Literatur:

1. In Analogie zu: E. Nölting und A. Collin; Ber. dt. Chem. Ges. *17*, 261-268 (1884).
2. S.K. Bharadwaj, S. Hussain, M. Kar und M.K. Chaudhuri; Cat. Commun. *9*, 919-923 (2008).
3. H. Suzuki, T. Ishibashi, T. Murashima und K. Tsukamoto; Tetrahedron Lett. *32*, 6591-6594 (1991).
4. M.M. Ramana, S.S. Malik und J.A. Parihar; Tetrahedron Lett. *45*, 8681-8683 (2004).
5. D. Li, F. Shi, S. Guo und Y. Deng; Tetrahedron Lett. *46*, 671-674 (2005).
6. S. Sadaphal, V. Markhele, S. Sonar und M. Shingare; J. Kor. Chem. Soc. *52*, 454-456 (2008).

5.5 *N,N*-Dimethyl-4-nitrosoanilin

(Edukt für **7.1.**)

$$\text{N,N-Dimethylanilin} + \text{NaNO}_2 \xrightarrow[0-5\,°C]{\substack{5\text{ M HCl} \\ H_2O}} \text{5.5.}$$

$C_8H_{11}N$	$NNaO_2$	$C_8H_{10}N_2O$
$M_r = 121{,}18$	$M_r = 68{,}99$	$M_r = 150{,}18$

Benötigte Geräte:
250 mL Dreihalskolben, Innenthermometer, Tropftrichter, Eisbad, Magnetrührer

Darstellung[1]:
Diese Reaktion darf nur unter einem gut funktionierenden Abzug durchgeführt werden!

In einem eisgekühlten und mit einem Innenthermometer ausgestatteten 250 mL Dreihalskolben werden 6,06 g (50,00 mmol) *N,N*-Dimethylanilin unter Rühren in 40 mL einer halbkonzentrierten Salzsäure gelöst und mit 30 g Eis versetzt. Mittels eines Tropftrichters wird eine eisgekühlte Lösung aus 3,80 g (55,00 mmol) Natriumnitrit in 15 mL Wasser in einer Geschwindigkeit zugetropft, die gewährleistet, dass die Temperatur nicht auf über 5 °C ansteigt und sich keine nitrosen Gase entwickeln. Nach Beendigung der Zugabe wird das Gemisch eine Stunde stehen gelassen, das orangegelbe Hydrochlorid filtriert und zweimal mit eiskalter 2 M Salzsäure (je 20 mL) und schließlich mit 10 mL eiskaltem Ethanol gewaschen.

Zur Umkristallisation des Hydrochlorides löst man das noch feuchte Rohprodukt in 100 mL heißer 2 M Salzsäure, ohne dabei bis zum Sieden zu erhitzen. Nach Zusatz von 35 mL Ethanol und 15 mL konz. Salzsäure bewahrt man über Nacht im Kühlschrank auf. Nach Filtration des Kristallisats und Waschen mit eiskalter 2 M Salzsäure wird das gelbe Produkt im Exsikkator (CaCl$_2$) getrocknet (**Tipp 9**).
Ausbeute: 6,25 g (83,3 %)

Zur Herstellung der freien Base suspendiert man 2,00 g des umkristallisierten Hydrochlorides im zweiphasigen System aus Wasser und Dichlormethan (je 5 mL) und lässt unter Rühren 7 mL 2 N Natriumcarbonat-Lösung zufließen (Dauer ca. 5-10 min). Nach weiterem 5-minütigen Rühren trennt man die zwei Phasen in einem Scheidetrichter und schüttelt die wässrige Phase zweimal mit jeweils 10 mL Dichlormethan. Die vereinigten organischen Phasen werden mit 10 mL Wasser gewaschen (**Tipp 7**) und über Natriumsulfat getrocknet (**Tipp 5**). Nach dem Filtrieren des Trocknungsmittels und dem Abdestillieren des Lösungsmittels am Rotationsverdampfer (**Tipp 6**) erhitzt man den Rückstand mit 20 mL Petrolether 30 min unter Rückfluss, filtriert nach dem Abkühlen auf Raumtemperatur und trocknet die tiefgrünen Blättchen im Exsikkator (CaCl$_2$).
Ausbeute: 0,73 g (45,6 %)

Ansatz:

	N,N-Dimethylanilin	Natriumnitrit	5 M Salzsäure
Stoffmenge	50,00 mmol	55,00 mmol	-
Einwaage	6,06 g; 5,9 mL	3,80 g	40 mL
Summenformel	$C_8H_{11}N$	$NNaO_2$	HCl
Molmasse [g/mol]	121,18	68,99	36,46
Dichte [g/cm³]	1,033	-	1,180
CAS-Nr.	121-69-7	7632-00-0	7647-01-0
GHS-Pictogramm	☠, 🌿	🔥, ☠, 🌿	🧪, ❗
H-Satz	H351, H301, H311, H331, H411	H272, H301, H319, H400	H290, H314, H335
P-Satz	P261, P273, P280, P301+P310+P330, P302+P352, P312, P403+P233	P220, P273, P301+P310, P305+P351+P338	P280, P303+P361+P353, P305+P351+P338+P310

Bemerkungen:
Die intensive, tiefgrüne Farbe des N,N-Dimethyl-4-nitrosoanilin sorgt für eine noch in sehr geringen Konzentrationen stark ausgeprägte Fähigkeit des intensiven Färbens. Während der Synthese, der Aufarbeitung und des Reinigens der benutzten Glasgeräte ist auf besonders umsichtiges und sorgfältiges Arbeiten zu achten. Sämtliche Glasgeräte sollten zunächst gründlich mit Aceton oder Methanol vorgespült werden, bevor sie mit Spülwasser in Kontakt kommen und dieses gelb färben können.

Charakterisierung:
N,N-Dimethyl-4-nitrosoanilin-Hydrochlorid:
Schmp.: 180 °C (Lit.: 180 °C [1], Zersetzung)
IR (cm⁻¹): 3486, 3417, 2400-2800, 1613, 1539, 1465, 1401, 1366, 1195, 1040, 916, 850, 807, 742, 705, 609, 553, 515, 463.
¹H-NMR (400 MHz, MeOH-d_4): δ (ppm) = 7.96 (1H, m, $H_{aromat.}$), 7.70 (1H, m, $H_{aromat.}$), 7.48 (2H, m, $H_{aromat.}$), 3.75 (6H, s, 2x CH_3).

N,N-Dimethyl-4-nitrosoanilin:
Schmp.: 86 °C (Lit.: 84-86 °C [1])
IR (cm⁻¹): 2913, 1598, 1550, 1523, 1439, 1394, 1360, 1332, 1297, 1226, 1113, 1062, 934, 818, 727, 631, 604, 506.
¹H-NMR (400 MHz, $CDCl_3$): δ (ppm) = 7.95 (2H, m, stark verbr., $H_{aromat.}$), 6.65 (2H, m, $H_{aromat.}$), 3.15 (6H, s, 2x CH_3).

5.6 4-Iodanilin

Anilin + I$_2$ $\xrightarrow[<15\,°C,\;1h]{NaHCO_3,\;H_2O}$ 4-Iodanilin (5.6.) + HI

Anilin	Iod	4-Iodanilin	HI
C_6H_7N		C_6H_6IN	HI
$M_r = 93{,}13$	$M_r = 253{,}81$	$M_r = 219{,}02$	$M_r = 127{,}91$

Benötigte Geräte:
100 mL Iodzahlkolben, Thermometer, Magnetrührer, 250 mL Rundkolben.

Darstellung[1]:
Die Reaktion sollte in einem gut funktionierenden Abzug durchgeführt werden!

In einem 100 mL Iodzahlkolben gibt man 4,66 g (50,00 mmol, 4,6 mL) Anilin und 6,30 g (75,00 mmol) Natriumhydrogencarbonat in 45 mL Wasser, kühlt durch Zugabe geringer Eismengen auf unter 15 °C ab und fügt unter Rühren 21,57 g (85,00 mmol) Iod in kleinen Portionen (je 2 g/Portion) und in Intervallen von 2-3 min hinzu, so dass nach 30 min die gesamte Iodmenge zugegeben ist. Nach Beendigung der Zugabe wird für weitere 30 min bei gleicher Temperatur gerührt.

Das Rohprodukt wird filtriert und in einem mit Rückflusskühler bestücktem 250 mL Rundkolben mit 75 mL Petrolether (Sdp. 40-60 °C) 15 min erhitzt (Wasserbad). Die klare, heiße Lösung wird langsam in ein eisgekühltes Becherglas dekantiert, in dem das 4-Iodanilin in farblosen Nadeln auskristallisiert. Das Produkt wird filtriert und im Exsikkator (CaCl$_2$) getrocknet (**Tipp 9**).

Der Rückstand, von dem abdekantiert wurde, kann dieser Prozedur weitere ein bis zwei Male unterworfen werden, wobei jeweils 40 mL Petrolether ausreichen. Es resultieren graue bis farblose feine Nadeln.

Ausbeute: 4,80 g (43,8 %).

Ansatz:

	Anilin	Iod	Natriumhydrogencarbonat	Wasser
Stoffmenge	50,00 mmol	85,00 mmol	75,00 mmol	-
Einwaage	4,66 g / 4,6 mL	21,57 g	6,30 g	45 mL

	Anilin	Iod	Natriumhydro-gencarbonat	Wasser
Summenformel	C_6H_7N	I_2	$CHNaO_3$	H_2O
Molmasse [g/mol]	93,13	253,81	84,01	18,02
Dichte [g/cm³]	1,022	-	-	1,000
CAS-Nr.	62-53-3	7553-56-2	144-55-8	7732-18-5
GHS-Pictogramm			-	-
H-Satz	H301, H311, H331, H317, H318, H341, H351, H372, H400	H312+H332, H315, H319, H335, H372, H400	-	-
P-Satz	P273, P280, P302+P352, P304+P340, P305+P351+P338, P308+P310	P273, P302+P352, P305+P351+P338	-	-

Bemerkung:

Moorthy et al.[2] beschreiben die Iodierung von Aromaten mit Hilfe der hypervalenten Verbindung 2-Iodoxybenzoesäure (IBX), die mit Iod in einer Redoxreaktion zur 2-Iodbenzoesäure und unteriodigen Säure (IOH) reagiert. Die unteriodige Säure dissoziiert im sauren Milieu zum Iodkation, das als sehr reaktives Elektrophil mit Anilin in sehr guten Ausbeuten reagieren kann. IBX stellt eine Zwischenstufe in der Synthese des Dess-Martin-Periodinans dar, eine Verbindung mit hohem Oxidationspotential und entsprechend vielfältigem Einsatz in der organischen Synthese.

Charakterisierung:

Schmp.: 60-61 °C (Lit.: 61-62 °C [2])
IR (cm^{-1}): 3402, 3295, 3198, 3057, 1626, 1579, 1479, 1417, 1270, 1175, 1126, 1076, 997, 946, 811, 664, 582, 495.
^{1}H-NMR (200 MHz, CDCl$_3$): δ (ppm) = 7.39 (2H, d, 8.0 Hz, H$_{aromat.}$), 6.45 (2H, d, 8.0 Hz, H$_{aromat.}$), 3.57 (2H, s, verbr., NH$_2$).

Literatur:

1. Th. Eicher und H.J. Roth; Synthese, Gewinnung und Charakterisierung von Arzneistoffen. Georg Thieme Verlag, Stuttgart 1986, S. 35.
2. J.N. Moorthy, K. Senapati und S. Kumar; J. Org. Chem. 74, 6287-6290 (2009).

5.7 2,4,6-Tribromphenol

OH + Br$_2$ $\xrightarrow{\text{KBr, H}_2\text{O}}$ 2,4,6-Tribromphenol (5.7)

C$_6$H$_6$O
M$_r$ = 94,11

M$_r$ = 159,81

C$_6$H$_3$Br$_3$O
M$_r$ = 330,80

Benötigte Geräte:
1000 mL Rundkolben, 100 mL Tropftrichter mit Druckausgleich, Magnetrührer

Darstellung[1]:
Die Reaktion ist in einem Abzug durchzuführen!

In einem 1000 mL Rundkolben wird unter intensivem Rühren zu einer Lösung aus 4,70 g Phenol (50,00 mmol) in 250 mL Wasser durch einen 100 mL Tropftrichter mit Druckausgleich so lange Bromwasser (Herstellung s. u.) zugetropft, bis die unmittelbar nach Beginn der Zugabe eintretende gelb-orange Färbung nicht wieder ganz verschwindet und eine schwach-gelbe Färbung auch noch nach mind. 15 min zu erkennen ist. Das ausgefallene Rohprodukt wird filtriert (Fritte), mit ca. 50 mL Wasser gewaschen und aus Ethanol umkristallisiert (**Tipp 10**). Die feinen, farblosen Nadeln werden filtriert und im Exsikkator (CaCl$_2$) getrocknet (**Tipp 9**).

Ausbeute: 11,76 g (71,1 %)

Herstellung des Bromwassers:
Aufgrund des vom Brom ausgehenden Gefährdungspotenzials (sehr giftig, ätzend, umweltgefährlich) sollte das Bromwasser durch einen Praktikumsassistenten bzw. Laboranten hergestellt werden. Der flüssige Aggregatzustand und die große Dichte (3,12 kg/L) erschweren den Transfer des Brom. Ein Pipettieren ist am besten geeignet. Dabei sollte aber sehr darauf geachtet werden, dass das Brom nicht aus der Pipette fließt.

Eine Lösung aus 20,00 g Kaliumbromid in 250 mL Wasser wird portionsweise (ca. 1 mL/Portion) mit 10,00 mL Brom versetzt. Da sich Brom sehr schlecht in Wasser löst, sollte das Reagenz einige Tage vor Beginn des Versuches angesetzt werden. Für die einmalige Durchführung des Präparates sind ca. 200-350 mL Bromwasser erforderlich, je nach dem wie gut sich das Brom in dem Wasser lösen konnte.

Ansatz:

	Phenol	Brom	Kaliumbromid	Wasser
Stoffmenge	50,00 mmol	-	-	-
Einwaage	4,70 g	-	-	250 mL
Summenformel	C_6H_6O	Br_2	BrK	H_2O
Molmasse [g/mol]	94,11	159,81	119,00	18,02
Dichte [g/cm^3]	-	-	-	1,000
CAS-Nr.	108-95-2	7726-95-6	7758-02-3	7732-18-5
GHS-Pictogramm	☠, 🜲, 🧪	🜲, ☠	❗	-
H-Satz	H301+H311+H331, H314, H341, H373, H411	H330, H314, H400	H319	-
P-Satz	P260, P280, P301+P330+P331+P310, P303+P361+P353, P304+P340+P310, P305+P351+P338	P210, P273, P304+P340, P305+P351+P338, P308+P310, P403+P233	P305+P351+P338	-

Bemerkungen:

Während des Transfers des Bromwassers in den Tropftrichter mittels einer Pipette ist darauf zu achten, dass die Pipette nicht bis in die unten liegende Bromschicht hineinreicht, da sonst auch elementares Brom entnommen wird.

Das stark voluminöse Rohprodukt, das nach Zugabe etwa des halben Volumens des Bromwassers auszufallen beginnt, erschwert gegen Ende der Reaktion das Rühren. Es sollte daher ein ausreichend großer Magnetrührstab verwendet werden, der in der Lage ist, das Gemisch in Bewegung zu halten. Beim Absaugen der Reaktionslösung ist das Rohprodukt mit dem Kopf eines Hohlglasstopfens so weit wie möglich zusammen zu pressen, um das Wasser weitestgehend abtrennen zu können.

Sollte beim Umkristallisieren zu viel Ethanol verwendet worden sein, kann durch Zugabe von wenig (!) Wasser die Kristallisation initiiert werden. Hierbei sollte jedoch nicht gerührt werden.

Charakterisierung:

Schmp.: 92-93 °C (Lit.: 61-62 °C [2])
IR (cm^{-1}): 3396, 3069, 1553, 1453, 1379, 1343, 1308, 1265, 1228, 1192, 1145, 856, 736, 702, 669, 603, 551.
^{1}H-NMR (400 MHz, DMSO-d$_6$): δ (ppm) = 10.27 (1H, s, verbr., OH), 7.77 (2H, s, $H_{aromat.}$).

5.8 3-(*N,N*-Dimethylaminomethyl)indol
(Gramin)

C_8H_7N	CH_2O	C_2H_7N		$C_{11}H_{14}N_2$
$M_r = 117{,}15$	$M_r = 30{,}03$	$M_r = 45{,}08$		$M_r = 174{,}24$

5.8.

Benötigte Geräte:
100 mL Becherglas, 250 mL Rundkolben,

Darstellung[1]:
Die Reaktion ist unter einem Abzug durchzuführen!

In einem 100 mL Becherglas werden 7,00 mL Eisessig, 4,46 mL einer 37 %igen Formaldehyd-Lösung (1,65 g, 55,00 mmol, wässrig) und 7,50 mL einer 30 %igen Dimethylamin-Lösung (2,25 g, 50,00 mmol, wässrig) unter Eiskühlung miteinander vermischt. Die kalte Mischung wird auf einmal unter Rühren in einen mit 5,86 g Indol (50,00 mmol) befüllten 250 mL Rundkolben gegossen. Die resultierende klare und gelbe Lösung erwärmt sich spontan und wird 4 h stehen gelassen. Nach dem Alkalisieren mit 2 M Natronlauge (Eiskühlung) erstarrt das Gemisch zu einem dicken Kristallbrei, der filtriert und mit Wasser alkalifrei (pH-Kontrolle) gewaschen wird. Das Rohprodukt wird im Exsikkator ($CaCl_2$) getrocknet (**Tipp 9**) und aus Aceton umkristallisiert (**Tipp 10**). Die farblosen Kristalle werden filtriert und erneut im Exsikkator ($CaCl_2$) getrocknet.

Ausbeute: 4,08 g (46,8 %).

Ansatz:

	Indol	Formaldehyd-Lsg, 37 %	*N,N*-Dimethyl-amin-Lsg, 30 %	Eisessig
Stoffmenge	50,00 mmol	55,00 mmol	50,00 mmol	-
Einwaage	5,86 g	1,65 g; 4,46 mL	2,25 g; 7,50 mL	7 mL
Summenformel	C_8H_7N	CH_2O	C_2H_7N	$C_2H_4O_2$

	Indol	Formaldehyd-Lsg, 37 %	N,N-Dimethyl-amin-Lsg, 30 %	Eisessig
Molmasse [g/mol]	117,15	30,03	45,08	60,05
Dichte [g/cm³]	-	-	-	1,049
CAS-Nr.	120-72-9	50-00-0	124-40-3	64-19-7
GHS-Pictogramm				
H-Satz	H302, H311, H319, H400	H301+H311+H331, H314, H317, H335, H341, H350, H370	H220, H280, H315, H318, H332, H335, H412	H226, H314
P-Satz	P273, P280, P302+P352, P305+P351+P338, P308+P310	P201, P280, P303+P361+P353, P304+P340+P310, P305+P351+P338, P308+P310	P210, P261, P273, P280, P305+P351+P338, P410+P403	P210, P280, P301+P330+P331, P303+P361+P353, P305+P351+P338

Bemerkungen:
Nach der Originalvorschrift finden eine 40 %ige Formaldehyd-Lösung und eine 50 %ige N,N-Dimethylamin-Lösung Verwendung. Die genaue Einhaltung dieser Konzentrationen ist jedoch nicht entscheidend für den Erfolg dieser Synthese.

Charakterisierung:
Schmp.: 131-132 °C (Lit.: 134 °C [1])
IR (cm^{-1}): 3044, 2991, 2969, 2932, 2853, 2815, 2773, 1546, 1467, 1447, 1370, 1350, 1338, 1238, 1167, 1148, 1130, 1111, 1095, 1075, 1034, 1008, 991, 963, 922, 850, 824, 774, 758, 739, 634, 586, 467, 423, 407.
^{1}H-NMR (400 MHz, CDCl$_3$): δ (ppm) = 9.10 (1H, s, verbr., NH), 7.67 (1H, d, H-4), 7.23 (1H, dd, H-7), 7.15 (1H, td, H-6), 7.09 (1H, d, H-5), 6.94 (1H, d, H-2), 3.64 (2H, s, CH$_2$), 2.29 (6H, s, CH$_3$).

Literatur:
1. L. Gattermann, T. Wieland; Die Praxis des organischen Chemikers, 43. Aufl., De Gruyter Verlag, Berlin, New York, S. 353 (1982).

5.9 5-Nitrofurfurylidendiacetat

((5-Nitrofuran-2-yl)methylen-diacetat, Edukt für **6.16.**)

C$_5$H$_4$O$_2$	C$_4$H$_6$O$_3$	C$_9$H$_9$NO$_7$
M$_r$ = 96,08	M$_r$ = 102,09	M$_r$ = 243,17

Benötigte Geräte:
100 mL Einhalskolben, 25 mL Tropftrichter mit Druckausgleich, Eisbad

Darstellung[1]:
Diese Reaktion darf nur unter einem gut funktionierenden Abzug durchgeführt werden!
Zu eisgekühltem Acetanhydrid (35 mL) wird ein Gemisch aus 3,40 mL konz. Salpetersäure und 5 Tropfen konz. Schwefelsäure sehr langsam (5-6 Tropfen/Minute) zugetropft. Achtung! Gefahr durch Bildung nitroser Gase! Die Lösung muss unbedingt bei 0 °C gehalten werden und darf nicht intensiver als orange gefärbt sein. Bei zu schneller Zugabe verfärbt sich die Lösung schnell braun, nitrose Gase steigen auf und schlagartige Siedeverzüge stellen ein hohes Gefährdungspotenzial dar.

Zu diesem Gemisch werden 4,80 g Furfural (50,00 mmol, 4,14 mL) ebenfalls bei 0 °C und mit gleichem Zugabeintervall getropft. Der bereits benutzte Tropftrichter kann erneut verwendet werden, muss jedoch zuvor mit 2 mL Acetanhydrid gespült werden. Furfural sollte vor der Benutzung frisch destilliert werden (Sdp.: 162 °C, eine Vakuumdestillation bei 20 mbar wird empfohlen). Nach Beendigung der Zugabe wird die klare Lösung für eine weitere Stunde bei 0 °C gerührt (tiefgrüne Färbung), mit 30 mL Wasser versetzt und 30 min bei Raumtemperatur gerührt, wobei sich die Lösung ins Gelbe entfärbt und ein farbloser Feststoff ausfällt. Mit 10 %iger Natronlauge wird auf pH 2,5 eingestellt (Orangefärbung), eine weitere Stunde bei 50 °C gerührt (Vertiefung der Farbe nach Rot) und über Nacht im Kühlschrank gelagert. Das aus der nun tiefbraunen Lösung auskristallisierte orangefarbene Rohprodukt wird filtriert und aus dynamisch getrocknetem Ethanol (20 mL) umkristallisiert (**Tipp 10**), filtriert und im Exsikkator (CaCl$_2$) getrocknet (**Tipp 9**).

Ausbeute: 4,74 g (39,0 %).

Ansatz:

	Furfural	Essigsäure-anhydrid	Salpetersäure	Schwefelsäure
Stoffmenge	50,00 mmol	-	-	-
Einwaage	4,80 g; 4,14 mL	35 mL	3,40 mL	5 Tropfen
Summenformel	$C_5H_4O_2$	$C_4H_6O_3$	HNO_3	H_2O_4S
Molmasse [g/mol]	96,08	102,09	63,01	98,08
Dichte [g/cm³]	1,160	1,087	1,410	1,840
CAS-Nr.	98-01-1	108-24-7	7697-37-2	7664-93-9
GHS-Pictogramm				
H-Satz	H226, H301, H312, H330, H315, H319, H335, H351	H226, H302, H331, H314, H335	H272, H290, H314, H331	H290, H314
P-Satz	P210, P280, P302+P352, P304+P340, P305+P351+P338, P310	P210, P260, P280, P303+P361+P353, P305+P351+P338, P312	P221, P280, P303+P361+P353, P304+P340, P305+P351+P338, P310	P280, P301+P330+P331, P303+P361+P353, P305+P351+P338 +P310

Bemerkungen:

Soll dieses Präparat als Vorstufe des 5-Nitrofurfural (Hydrolyse mittels Schwefelsäure[2]) dienen, ist zur Verdopplung des Reaktionsansatzes zu raten. 5-Nitrofurfurylidendiacetat stellt einen wichtigen Ausgangsstoff für die Synthese von Nifuroxazid (**6.16.**) durch direkte Umsetzung mit 4-Hydroxybenzoesäurehydrazid (**6.11.**) dar[3]. Hierdurch ist Nifuroxazid auch ohne den Umweg über 5-Nitrofurfural[4] zugänglich.

5 Substitution am Aromaten

Charakterisierung:
Schmp.: 90-91 °C (Lit.: 92 °C [2])
IR (cm^{-1}): 3134, 1751, 1596, 1539, 1506, 1430, 1397, 1368, 1355, 1334, 1323, 1241, 1201, 1072, 1010, 976, 957, 940, 906, 813, 796, 740, 691, 657, 603, 548, 482, 448.
^{1}H-NMR (400 MHz, DMSO-d$_6$): δ (ppm) = 7.73 (1H, d, 4.0 Hz, H$_{aromat.}$), 7.69 (1H, s, CH), 7.17 (1H, d, 4.0 Hz, H$_{aromat.}$), 2.17 (6H, s, CH$_3$).

Literatur:
1. H. Jin, Y. Geng, Z. Yu, K. Tao und T. Hou; Pest. Biochem. Physiol. *93*, 133-137 (2009).
2. H. Gilman und G.F. Wright; J. Am. Chem. Soc. *52*, 2550-2554 (1930).
3. In Analogie zu: E.W. Berndt, R.D. Vatne; US 3621095A1 (1971).
4. B. Forman, D. Yu; US 20060189825A1 (2006).

6 Reaktionen von Carbonylverbindungen

Carbonylverbindungen enthalten sp²-hybridisierte C-Atome, die über eine Doppelbindung an ein ebenfalls sp²-hybridisiertes O-Atom gebunden sind, die planar aufgebaute Carbonylgruppe C=O. Carbonylverbindungen im engeren Sinne sind Aldehyde und Ketone. Carbonsäuren und deren Derivate enthalten auf den ersten Blick ebenfalls diese C_{sp^2}=O-Gruppe, dort ist aber ein zusätzliches Heteroatom (Het) an das sp²-hybridisierte C-Atom gebunden. Sie weisen ein von den Aldehyden und Ketonen abweichendes Reaktionsverhalten auf und werden gemäß dem Präfix der Carboxygruppe C_{sp^2}=O-Het in systematischen Namen als Carboxylverbindungen bzw. im weiteren Sinne als Carbonsäurederivate bezeichnet.

> **INFO:** Carbonylgruppen in Ketonen werden auch als **Ketogruppen** bezeichnet. Häufig werden darüber hinaus auch C=O-Partialstrukturen in Carboxygruppen C(=O)-OH von Carbonsäuren oder C(=O)-NH$_2$ von Carbonsäureamiden als Carbonylgruppen angesprochen, obwohl sie ein deutlich unterschiedliches Reaktionsverhalten zeigen. Daher ist es wichtig zu hinterfragen, ob eine Carbonylgruppe im engeren (in Aldehyden und Ketonen) oder weiteren Sinne (z. B. auch Carbonsäureamide) gemeint ist. Ein für Carboxygruppen verwendetes Synonym ist Carboxylgruppen.

Die Chemie der Carbonyl- bzw. Carboxygruppe ist geprägt von ihrer Reaktivität, die sich aus ihren physikochemischen Eigenschaften ergibt.

Nukleophile greifen das positiv polarisierte Kohlenstoffatom an, es kommt zu einer nukleophilen Substituion. Da diese über einen tetraedischen Zwischenzustand abläuft, spricht man von S_N2t-Reaktionen.

6 Reaktionen von Carbonylverbindungen

> **INFO:** Ist die C=O-Partialstruktur einer Carboxygruppe R-C(=O)-OH an zwei Heteroatome, z. B. R=OH, gebunden, liegt keine Carbonsäure mehr vor, sondern **Kohlensäure**, H_2CO_3. Trotz der Zugehörigkeit zu einer unterschiedlichen Substanzklasse wird die R-C(=O)-OH auch in diesem Fall als Carboxygruppe bezeichnet. Neben der Kohlensäure ist pharmazeutisch besonders deren stabiles Diamid, der **Harnstoff**, relevant. Die unsubstituierten Monoamide der Kohlensäure sind instabil und zerfallen unter Decarboxylierung. Veresterte Kohlensäuremonoamide sind die beständigen **Urethane** (R-O-C(=O)-NRR').

Der Charakter der Abgangsgruppe bestimmt dabei die Reaktivität der Verbindung.

$$H_3C-C(=O)-Cl \quad H_3C-C(=O)-O-C(=O)-R \quad \left(H_3C-C(=O)-H \quad H_3C-C(=O)-R \right) \quad H_3C-C(=O)-OR \quad H_3C-C(=O)-OH \quad H_3C-C(=O)-NH_2$$

Abnahme der Reaktivität
Abnahme der Güte der Abgangsgruppe
Abnahme der Polarisierung der C=O Bindung
Abnahme -I-Effekt
Zunahme +M Effekt

Sonderfall Aldehyde und Ketone

Aldehyde und Ketone nehmen bei der Reaktion der Carbonylverbindung eine Sonderrolle ein. Sie besitzen keine mögliche Abgangsgruppe, der sp^3-hybridisierte Zustand wird stabilisiert.

$$H_3C-C(=O)-R^1 + HO-R^2 \longrightarrow H_3C-C(OH)(R^1)(O-R^2)$$

mit R^1 = H oder CH_2-R

Halbacetal vgl.
Acetal, Halbaminal, Aminal etc.

6.1 2-Acetoxybenzoesäure

(Acetylsalicylsäure)

$C_7H_6O_3$	$C_4H_6O_3$	$C_9H_8O_4$
M_r = 138,12	M_r = 102,09	M_r = 180,16

Reaktion: Salicylsäure + Acetanhydrid $\xrightarrow[90-100\,°C]{H_2SO_4}$ 2-Acetoxybenzoesäure (6.1.)

Benötigte Geräte:
50 mL Rundkolben, Ölbad, Magnetrührer, Thermometer

Darstellung[1]:
In einem 50 mL Rundkolben werden 6,91 g (50,00 mmol) Salicylsäure und 6,13 g (60,00 mmol, 5,7 mL) Acetanhydrid, das zuvor frisch destilliert wurde, vorgelegt und mit 2 Tropfen konzentrierter Schwefelsäure versetzt. Nach Abklingen der exothermen Reaktion wird das Reaktionsgemisch 2 h bei 90-100 °C (Ölbadtemperatur, ein Überhitzen ist zu vermeiden!) gerührt. Nach dem Abkühlen wird auf 40 mL Eiswasser gegossen (**Tipp 12**), der entstandene Niederschlag filtriert und aus ca. 100 mL Wasser/20 mL Ethanol umkristallisiert (**Tipp 10**) und im Exsikkator ($CaCl_2$) getrocknet (**Tipp 9**). Man erhält farblose, plättchenförmige Kristalle.
Ausbeute: 7,78 g (86,4 %).

Ansatz:

	Salicylsäure	Essigsäureanhydrid	Schwefelsäure
Stoffmenge	50,00 mmol	60,00 mmol	-
Einwaage	6,91 g	6,13 g; 5,7 mL	2 Tropfen
Summenformel	$C_7H_6O_3$	$C_4H_6O_3$	H_2O_4S
Molmasse [g/mol]	138,12	102,09	98,08
Dichte [g/cm³]	-	1,087	1,840
CAS-Nr.	69-72-7	108-24-7	7664-93-9
GHS-Pictogramm	(Ätzend, Gesundheitsgefahr, Achtung)	(Entzündlich, Ätzend, Achtung)	(Ätzend)

	Salicylsäure	Essigsäureanhydrid	Schwefelsäure
H-Satz	H302, H318, H361d	H226, H302, H331, H314, H335	H290, H314
P-Satz	P280, P301+P330+P331, P305+P351+P338, P310	P210, P260, P280, P303+P361+P353, P305+P351+P338, P312	P280, P301+P330+P331, P303+P361+P353, P305+P351+P338+P310

Bemerkungen:
Acetylsalicylsäure ist ein nichtsteroidales Antirheumatikum (COX-Inhibitor) mit schmerzstillender, entzündungshemmender und fiebersenkender Wirkung, das auch zur Verringerung der Thrombozytenaggregation eingesetzt wird.

Charakterisierung:
Schmp.: 134-135 °C (Lit.: 136 °C[1])
IR (cm^{-1}): 2400-3100, 1750, 1678, 1603, 1574, 1482, 1455, 1417, 1367, 1302, 1217, 1182, 1134, 1092, 1037, 1011, 969, 914, 838, 802, 753, 703, 665, 643, 597, 562, 542, 514, 422.
^{1}H-NMR (400 MHz, DMSO-d$_6$): δ (ppm) = 13.13 (1H, s, verbr., COOH), 7.95 (1H, dd, 8.0 Hz + 2.0 Hz, H-6), 7.64 (1H, dt, 8.0 Hz + 2.0 Hz, H-5), 7.38 (1H, dt, 8.0 Hz + 0.8 Hz, H-4), 7.21 (1H, dd, 8.0 Hz + 0.8 Hz, H-3), 2.26 (1H, s, CH$_3$).

Literatur:
1. Th. Eicher und L.F. Tietze; Organisch-chemisches Grundpraktikum unter Berücksichtigung der Gefahrstoffverordnung. 2. Aufl., Georg Thieme Verlag, Stuttgart 1993, S. 187-189.

6.2 Adipinsäurediethylester

HOOC~~~COOH + ~OH $\xrightarrow{\text{H}_2\text{SO}_4}{100\,°C}$ 6.2.

$C_6H_{10}O_4$ C_2H_6O $C_{10}H_{18}O_4$
M_r = 146,14 M_r = 46,07 M_r = 202,25

Benötigte Geräte:
100 mL Rundkolben, Rückflusskühler, Trockenrohr, Ölbad, Magnetrührer, Scheidetrichter, Destillationsapparatur.

Darstellung[1]:
In einem 100 mL Rundkolben werden 14,61 g Adipinsäure (100,00 mmol) in dynamisch getrocknetem Ethanol (60 mL) vorgelegt und nach Zusatz von 2 mL konzentrierter Schwefelsäure 5 h lang unter Rückfluss und Feuchtigkeitsausschluss (Trockenrohr, CaCl$_2$) erhitzt. Nach dem

Abkühlen wird die Hauptmenge des überschüssigen Ethanols zügig am Rotationsverdampfer abdestilliert (maximale Wasserbadtemperatur: 40 °C) und der verbleibende Rückstand in Eiswasser (fünffaches Volumen) gegossen. Die organische Schicht wird im Scheidetrichter abgetrennt und die wässrige Phase dreimal mit Diethylether (je 30 mL) extrahiert. Die vereinigten organischen Phasen werden mit konz. Natriumhydrogencarbonat-Lösung entsäuert und mit Wasser neutral gewaschen (**Tipp 7,** pH-Wert des Waschwassers kontrollieren!), über Natriumsulfat getrocknet und am Rotationsverdampfer eingeengt. Die verbleibende klare, farblose Flüssigkeit wird zur Reinigung im Vakuum fraktioniert destilliert (125 °C/20 mbar, 190 °C Ölbadtemperatur, Verwendung einer Spinne). Der Vorlauf (ca. 2 g) weist eine Siedetemperatur von 105-110 °C/20 mbar auf. Gesamtdauer der Destillation inklusive Aufbau: ca. 2 h.

Ausb.: 18,71 g (92,5 %)

Ansatz:

	Adipinsäure	Ethanol	Schwefelsäure
Stoffmenge	100,00 mmol	-	-
Einwaage	14,61 g	60 mL	2 mL
Summenformel	$C_6H_{10}O_4$	C_2H_6O	H_2O_4S
Molmasse [g/mol]	146,14	46,07	98,08
Dichte [g/cm³]	-	0,790	1,840
CAS-Nr.	124-04-9	64-17-5	7664-93-9
GHS-Pictogramm	⚠	🔥 ⚠	🧪
H-Satz	H319	H225, H319	H290, H314
P-Satz	P305+P351+P338	P210, P240, P305+P351+P338, P403+P233	P280, P301+P330+P331, P303+P361+P353, P305+P351+P338+P310

Bemerkungen:
Alternativ lässt sich Adipinsäurediethylester auch durch azeotrope Veresterung am Wasserabscheider herstellen.[1]

Charakterisierung:
Sdp.: 125 °C/20 mbar (Lit.: 138 °C/26 mbar [1])
IR (cm⁻¹): 2980, 2939, 2906, 2872, 1729, 1447, 1420, 1372, 1350, 1241, 1175, 1141, 1095, 1077, 1029, 912, 859, 756, 589, 467.
¹H-NMR (400 MHz, CDCl₃): δ (ppm) = 4.13 (4H, q, 7.2 Hz, 2x C$\underline{H}_2$CH₃), 2.32 (4H, m, CO-C$\underline{H}_2$CH₂), 1.67 (4H, m, CO-CH₂C$\underline{H}_2$), 1.26 (6H, t, 7.2 Hz, CH₂C$\underline{H}_3$).

Literatur:
1. Autorenkollektiv; Organikum: Organisch-chemisches Grundpraktikum, 20. Aufl., Johann Ambrosius Barth Verlag; Hüthig GmbH, Heidelberg, Leipzig 1996, S. 442-443.

6.3 Benzoesäureethylester

[Reaktionsschema: Benzoylchlorid + Ethanol → Benzoesäureethylester, NaOH, H₂O, 70 °C]

| C_7H_5ClO | C_2H_6O | $C_9H_{10}O_2$ |
| $M_r = 140{,}57$ | $M_r = 46{,}07$ | $M_r = 150{,}17$ |

Benötigte Geräte:
100 mL Zweihalskolben, Rückflusskühler, Ölbad, Magnetrührer, Scheidetrichter, Destillationsapparatur.

Darstellung[1]:
In einem 100 mL Zweihalskolben werden 7,03 g Benzoylchlorid (50,00 mmol, 5,8 mL) in Ethanol (10 mL) zunächst mit Methylrot in Aceton zur Indikation des pH-Wertes und anschließend unter starkem Rühren so lange mit einer 20 %igen Natronlauge versetzt, bis der Indikator von rotviolett nach bräunlich-gelb (pH 4,5-6,2) umschlägt. Die Natronlauge wird so lange zugesetzt, bis die Färbung nicht wieder ins rotviolette zurückgeht, sondern bräunlichgelb bleibt. Nach der pH-Kontrolle wird 30 min bei 70 °C (Badtemperatur) gerührt. Das Reaktionsgemisch wird im Scheidetrichter dreimal mit Diethylether (je 30 mL) extrahiert, die vereinigten organischen Phasen zweimal mit Wasser (je 20 mL) gewaschen (**Tipp 7**), über Natriumsulfat getrocknet (**Tipp 5**), vom Trocknungsmittel durch Filtration getrennt und am Rotationsverdampfer so gut wie möglich (bei ca. 20 mbar, 40 °C Badtemperatur) eingeengt (**Tipp 6**). Der flüssige, leicht orangefarbene Rückstand wird in einer kleinen Destillationsapparatur unter vermindertem Druck fraktioniert destilliert (Verwendung einer Destillationsspinne).
Ausbeute: 3,60 g (48,0 %)

Ansatz:

	Benzoylchlorid	Ethanol	Natriumhydroxid
Stoffmenge	50,00 mmol	-	
Einwaage	7,03 g	10,00 mL	
Summenformel	C_7H_5ClO	C_2H_6O	HONa
Molmasse [g/mol]	140,57	46,07	40
Dichte [g/cm³]	1,22	0,790	-
CAS-Nr.	98-88-4	64-17-5	1310-73-2
GHS-Pictogramm			

	Benzoylchlorid	Ethanol	Natriumhydroxid
H-Satz	H302+H312, H331, H314, H317	H225, H319	H290, H314
P-Satz	P280, P301+P330+P331, P303+P361+P353, P304+P340, P305+P351+P338, P310	P210, P240, P305+P351+P338, P403+P233	P280, P301+P330+P331, P305+P351+P338, P308+P310

Bemerkungen:

Methylrot ist 2-((4-(Dimethylamino)phenyl)diazenyl)benzoesäure, ein wasserunlöslicher Säure-Base-Farbindikator aus der Gruppe der Azofarbstoffe (vgl. 7 Infokasten Azofarbstoffe).

Die Zugabe der Natronlauge soll so lange erfolgen, bis der pH-Wert des Gemisches konstant bleibt und Geruch des Säurechlorids nicht mehr wahrnehmbar ist. Vom letztgenannten Vorgehen ist jedoch aufgrund des Gefährdungspotenzials durch Benzoylchlorid eher abzuraten.

Neben der hier angewandten Alkoholyse von Benzoylchlorid (Schotten-Baumann-Variante) lässt sich Benzoesäureethylester auch analog der Darstellung des Adipinsäurediethylesters (**6.2.**) oder durch azeotrope Veresterung von Benzoesäure (am Wasserabscheider) darstellen.[2]

Charakterisierung:

Sdp.: 88 °C/13 mbar (Lit.: 95 °C/17 mbar[1])

IR (cm^{-1}): 2980, 1714, 1601, 1583, 1450, 1391, 1366, 1313, 1269, 1174, 1105, 1069, 1027, 1000, 936, 872, 850, 781, 707, 687, 674, 495.

^{1}H-NMR (400 MHz, CDCl$_3$): δ (ppm) = 7.96 (2H, dd, 7.6 Hz + 1.2 Hz, H$_{aromat.}$), 7.47 (1H, tt, 7.6 Hz + 1.2 Hz, H$_{aromat.}$), 7.34 (2H, t, 7.6 Hz, H$_{aromat.}$), 4.29 (2H, q, 7.2 Hz, CH$_2$), 1.30 (3H, t, 7.2 Hz, CH$_3$).

Literatur:

1. In Analogie zu: Autorenkollektiv; Organikum: Organisch-chemisches Grundpraktikum, 20. Aufl., Johann Ambrosius Barth Verlag; Hüthig GmbH, Heidelberg, Leipzig 1996, S. 446.
2. Autorenkollektiv; Organikum: Organisch-chemisches Grundpraktikum, 20. Aufl., Johann Ambrosius Barth Verlag; Hüthig GmbH, Heidelberg, Leipzig 1996, S. 442-443.

6.4 4-Aminobenzoesäureethylester

(Benzocain)

![Reaktionsschema]

C$_7$H$_7$NO$_2$	C$_2$H$_6$O		C$_9$H$_{11}$NO$_2$	
M$_r$ = 137,14	M$_r$ = 46,07		M$_r$ = 165,08	M$_r$ = 18,02

Benötigte Geräte:
250 mL Rundkolben, Rührfisch bzw. Magnetrührer, Tropftrichter, Rückflusskühler, Ölbad oder Heizpilz, Saugflasche, Glasfritte, Scheidetrichter.

Darstellung[1]:
In einem 100 mL Rundkolben werden 6,85 g (50,00 mmol) 4-Aminobenzoesäure in 100 mL Ethanol gelöst und über einen Zeitraum von 5 Minuten unter Verwendung eines Tropftrichters portionsweise (ca. 1 mL/Portion) mit 6 mL einer konzentrierten Schwefelsäure (Tipp 2) versetzt. Hierbei erwärmt sich das klare Gemisch deutlich. Im Anschluss an die Zugabe wird der Tropftrichter gegen einen Rückflusskühler ausgetauscht und das Gemisch eine Stunde unter Rückfluss erhitzt. Nach dem Abkühlen auf Raumtemperatur wird mit einer 20 %igen NaOH-Lösung (ca. 22 mL) neutralisiert (Tipp 2, ein farbloser Feststoff scheidet sich ab), 15 Minuten stehengelassen und in 500 mL Wasser gegossen. Hierbei fällt ein grobflockiger, farbloser Feststoff aus. Zur Vervollständigung der Fällung wird 15 Minuten gewartet, das Rohprodukt filtriert und aus Ethanol/Wasser umkristallisiert, wobei der Feststoff in 100 mL Wasser suspendiert und unter Rückfluss bis zur klaren Lösung erhitzt wird. Sollte sich dabei ein bräunliches Öl abscheiden, werden zum Lösen dieses Öls bis zu 30 mL Ethanol unter Beibehaltung der Temperatur zugegeben. Die klare Lösung lässt man langsam auf Raumtemperatur abkühlen, wobei das farblose Produkt auskristallisiert. Es wird filtriert und im Exsikkator (CaCl$_2$) getrocknet (Tipp 9). Hieraus resultieren 3,71 g des dünnschichtchromatographisch-reinen Produktes. Die Mutterlauge wird zweimal mit Ethylacetat (1x 100 mL, 1x 50 mL) ausgeschüttelt (Tipp 11), die vereinigten organischen Phasen über Na$_2$SO$_4$ getrocknet (Tipp 5), vom Trocknungsmittel durch Filtration getrennt und am Rotationsverdampfer (Tipp 6) bis zur Trockne eingeengt. Der Rückstand wird wie beschrieben aus Wasser/Ethanol umkristallisiert.
  Ausbeute: 3,71 g (45,0 %).

Ansatz:

	4-Aminobenzoesäure	Ethanol	Schwefelsäure
Stoffmenge	50,00 mmol	-	-
Einwaage	6,85 g	50,00 mL	6 mL
Summenformel	C$_7$H$_7$NO$_2$	C$_2$H$_6$O	H$_2$O$_4$S

	4-Aminobenzoesäure	Ethanol	Schwefelsäure
Molmasse [g/mol]	137,14	46,07	98,08
Dichte [g/cm³]	-	0,790	1,840
CAS-Nr.	150-13-0	64-17-5	7664-93-9
GHS-Pictogramm	⟨!⟩	⟨🔥⟩⟨!⟩	⟨corr⟩
H-Satz	H318	H225, H319	H290, H314
P-Satz	P280, P305+P351+P338, P313	P210, P240, P305+P351+P338, P403+P233	P280, P301+P330+P331, P303+P361+P353, P305+P351+P338+P310

Bemerkungen:
Alternativ lässt sich Benzocain auch ausgehend von 4-Nitrobenzoesäureethylester durch Reduktion der Nitrogruppe mit $SnCl_2 \cdot 2\,H_2O$ darstellen.[2] Hierbei wird das Reduktionsmittel im fünffachen Überschuss eingesetzt, sodass die Reaktion recht kostenintensiv ausfällt. Nach Überführung von 4-Aminobenzoesäure in das entsprechende Benzoylchlorid durch Thionylchlorid ist ebenfalls eine effektive Darstellung von Benzocain möglich[3], allerdings ist hier der apparative Aufwand deutlich größer, da die gasförmigen Abfallprodukte, Schwefeldioxid und Chlorwasserstoff, abgefangen und neutralisiert werden müssen. In einer Kupfer-katalysierten N-Arylierungsreaktion ist es gelungen, Benzocain aus 4-Iodbenzoesäureethylester in fast quantitativer Ausbeute darzustellen.[4] In der unter Schutzgas durchzuführenden Reaktion werden im alkalischen Milieu Kupfer(I)iodid als Katalysator (20 mol%) und L-Prolin als Kupferligand (40 mol%) verwendet, als Stickstoffquelle dient Ammoniumchlorid. Ausgehend von 4-Brombenzoesäure lässt sich Benzocain mittels Kupfer(I)oxid und einem großen Überschuss an Ammoniak in wässrigem *N*-Methylpyrrolidinon in befriedigender Ausbeute synthetisieren.[5] Ein ähnliches Ergebnis ist mit 4-Chlorbenzoesäure erreichbar, wobei die Reaktion aufgrund der schlechteren Abgangstendenz des Chloratoms länger laufen und mit Hilfe von Mikrowellenstrahlung aktiviert werden muss.[5]

Benzocain ist ein Lokalanästhetikum mit raschem Wirkungseintritt und aufgrund der labilen Esterstruktur von kurzer Wirkdauer.

Charakterisierung:
Schmp.: 90-92 °C (Lit.: 89-92 °C[6])
IR (cm^{-1}): 3418, 3339, 3219, 2982, 2898, 1679, 1632, 1593, 1573, 1512, 1473, 1440, 1366, 1309, 1273, 1170, 1122, 1108, 1024, 881, 844, 770, 699, 639, 502.
^{1}H-NMR (400 MHz, DMSO-d$_6$): δ (ppm) = 7.64 (2H, d, 8.8 Hz, H$_{aromat.}$), 6.57 (2H, d, 8.8 Hz, H$_{aromat.}$), 5.95 (2H, s, NH$_2$), 4.19 (2H, q, 7.2 Hz, CH$_2$), 1.25 (3H, t, 7.2 Hz, CH$_3$).

Literatur:
1. In Analogie zu: S. Ahmed, K. James und C.P. Owen; Bioorg. Med. Chem. Lett. *12*, 2391-2394 (2002).
2. F.D. Bellamy und K. Ou; Tetrahedron Lett. *25*, 839-842 (1984).
3. B.D. Hosangadi und R.H. Dave; Tetrahedron Lett. *37*, 6375-6378 (1996).
4. J. Kim und S. Chang; Chem. Commun. 3052-3054 (2008).
5. H. Xu und C. Wolf; Chem. Commun. 3035-3037 (2009).
6. The Merck Index, 13th edition, Merck & Co., Inc., Whitehouse Station, NJ.

6.5 4-Hydroxybenzoesäuremethylester
(Nipagin)

$C_7H_6O_3$ $M_r = 138{,}12$ CH_4O $M_r = 32{,}04$ **6.5.** $C_8H_8O_3$ $M_r = 152{,}15$ $M_r = 18{,}02$

Benötigte Geräte:
100 mL und 250 mL Rundkolben, Rührfisch, Magnetrührer, Tropftrichter, Rückflusskühler, Ölbad oder Heizpilz, Saugflasche, Büchnertrichter.

Darstellung[1]:
In einem 100 mL Rundkolben werden 6,91 g (50,00 mmol) 4-Hydroxybenzoesäure in 50 mL Methanol gelöst und über einen Zeitraum von 5 Minuten unter Verwendung eines Tropftrichters portionsweise (ca. 1 mL/Portion) mit 6 mL einer konzentrierten Schwefelsäure (**Tipp 2**) versetzt. Hierbei erwärmt sich das klare Gemisch deutlich. Im Anschluss an die Zugabe wird der Tropftrichter gegen einen Rückflusskühler ausgetauscht und das Gemisch eine Stunde unter Rückfluss erhitzt. Nach dem Abkühlen auf Raumtemperatur wird mit einer 20 %igen NaOH-Lösung (ca. 22 mL) neutralisiert (**Tipp 2**, ein farbloser Feststoff scheidet sich ab), 15 Minuten stehengelassen und in 500 mL Wasser (s. Bemerkungen) gegossen. Hierbei löst sich der zuvor ausgefallene Feststoff wieder und kurze Zeit später scheidet sich erneut ein farbloser Niederschlag ab. Zur Vervollständigung der Fällung wird 15 Minuten gewartet, das Rohprodukt filtriert und aus Methanol/Wasser umkristallisiert. Hierzu wird der Feststoff in 100 mL Wasser suspendiert und unter Rückfluss bis zur klaren Lösung erhitzt. Sollte sich dabei ein farbloses Öl abscheiden, werden zum Lösen dieses Öls 5 mL Methanol unter Beibehaltung der Temperatur zugegeben. Die klare Lösung lässt man langsam auf Raumtemperatur abkühlen, wobei das farblose Produkt auskristallisiert. Es wird filtriert und im Exsikkator ($CaCl_2$) getrocknet (**Tipp 9**).

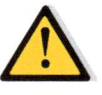

    Ausbeute: 5,45 g (71,7 %).

Ansatz:

	4-Hydroxybenzoesäure	Methanol	Schwefelsäure
Stoffmenge	50,00 mmol	-	-
Einwaage	6,91 g	50 mL	6 mL
Summenformel	$C_7H_6O_3$	CH_4O	H_2O_4S
Molmasse [g/mol]	138,12	32,04	98,08
Dichte [g/cm³]	-	0,791	1,840
CAS-Nr.	99-96-7	67-56-1	7664-93-9
GHS-Pictogramm	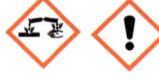		
H-Satz	H318, H335	H225, H331, H311, H301, H370	H290, H314
P-Satz	P280, P305+P351+P338+P310	P210, P233, P280, P302+P352, P304+P340, P308+P310, P403+P235	P280, P301+P330+P331, P303+P361+P353, P305+P351+P338+P310

Bemerkungen:

Nach Ahmed et al.[1] wird die neutralisierte Reaktionslösung mit 1250 mL Wasser versetzt. Ein derart großes Volumen ist nach unseren Erfahrungen nicht erforderlich. Srinivas et al.[2] beschreiben die Veresterung von 4-Hydroxybenzoesäure unter Einfluss von „silica chloride" (dargestellt aus Kieselgel und Thionylchlorid) mit hohen Ausbeuten. Dieser Katalysator soll auch eine effektive Umesterung zwischen Estern und Alkoholen (**A**) auf der einen und zwischen Säuren und Estern (**B**) auf der anderen Seite bewirken:

A [Methyl-4-hydroxybenzoat + Isopropanol → Isopropyl-4-hydroxybenzoat + H_3C—OH , silica chloride]

B [4-Hydroxybenzoesäure + Ethylacetat → Ethyl-4-hydroxybenzoat + Essigsäure , silica chloride]

Nipagin und sein Analogon Nipasol (4-Hydroxybenzoesäurepropylester) werden seit über 80 Jahren in der Konservierung von Lebens- und Arzneimitteln eingesetzt (Parabene). Kofler und Kofler[3] beschreiben bereits 1931 zwei Modifikationen des Nipagins, die durch zwei verschiedenartig durchgeführte Sublimationen erhältlich sind und in zwei verschiedenen Schmelzpunkten resultieren (Sublimation mit Kühlung: 110 °C, Sublimation ohne Kühlung: 126 °C). In der Literatur lassen sich entsprechend beide Schmelzpunkte finden. Nach der oben angegebenen Synthesemethode lässt sich Nipagin in der bei 127-129 °C schmelzenden Modifikation darstellen.

Charakterisierung:
Schmp.: 127-129 °C (Lit.: 112-115 °C[1])
IR (cm^{-1}): 3289, 2962, 1676, 1605, 1586, 1512, 1456, 1432, 1378, 1361, 1312, 1273, 1230, 1191, 1161, 1117, 1104, 1008, 954, 849, 804, 770, 696, 668, 636, 616, 508, 499, 422.
^{1}H-NMR (400 MHz, DMSO-d$_6$): δ (ppm) = 10.36 (1H, s, OH), 7.80 (2H, d, 8.8 Hz, H$_{aromat.}$), 6.84 (2H, d, 8.8 Hz, H$_{aromat.}$), 3.78 (3H, s, OCH$_3$).

Literatur:
1. S. Ahmed, K. James und C.P. Owen; Bioorg. Med. Chem. Lett. *12*, 2391-2394 (2002).
2. K.V.N.S. Srinivas, I. Mahender und B. Das; Synthesis *16*, 2479-2482 (2003).
3. L. Kofler und A. Kofler; Mikrochemie *9*, 45-51 (1931).

6.6. Acetylcholinchlorid

C$_5$H$_{14}$ClNO
M$_r$ = 139,62

C$_4$H$_6$O$_3$
M$_r$ = 102,16

6.6.
C$_7$H$_{16}$ClNO$_2$
M$_r$ = 181,66

Benötigte Geräte:
50 mL Rundkolben, Rührfisch, Magnetrührer, Ölbad.

Darstellung[1]:
In einem 50 mL Rundkolben werden 6,98 g Cholinchlorid (50,00 mmol) und 6,13 g (60,00 mmol, 5,7 mL) Essigsäureanhydrid, das zuvor frisch destilliert wurde, vorgelegt und mit 2 Tropfen konzentrierter Schwefelsäure versetzt. Das Reaktionsgemisch wird 2 h bei 130 °C (Ölbadtemperatur) gerührt und nach dem Abkühlen auf 10 mL Eiswasser gegossen (**Tipp 12**). Das Gemisch wird im Vakuum zum farblosen Öl eingeengt (Rotationsverdampfer, **Tipp 6**) und mit 110 mL Isopropanol verdünnt. Durch Zusatz von bis zu 220 mL Diethylether (s. Bemerkungen) gelingt das Auskristallisieren farbloser Kristalle, die nach Filtration im Exsikkator (CaCl$_2$) getrocknet werden (**Tipp 9**).
 Ausbeute: 7,67 g (84,4 %).

Ansatz:

	Cholinchlorid	Essigsäureanhydrid	Schwefelsäure
Stoffmenge	50,00 mmol	60,00 mmol	-
Einwaage	6,98 g	6,13 g; 5,7 mL	2 Tropfen
Summenformel	$C_5H_{14}ClNO$	$C_4H_6O_3$	H_2O_4S
Molmasse [g/mol]	139,62	102,09	98,08
Dichte [g/cm³]	-	1,087	1,840
CAS-Nr.	67-48-1	108-24-7	7664-93-9
GHS-Pictogramm	-	🔥 ☠ / ⚠	⚠
H-Satz	-	H226, H302, H331, H314, H335	H290, H314
P-Satz	-	P210, P260, P280, P303+P361+P353, P305+P351+P338, P312	P280, P301+P330+P331, P303+P361+P353, P305+P351+P338+P310

Bemerkungen:

Die Synthese lässt sich analog der Darstellung von Acetylsalicylsäure (**6.1.**) durchführen.[1] Im Gegensatz zu Cholinchlorid, das bei Zugabe von Diethylether als voluminöser, amorpher Niederschlag ausfällt, kristallisiert Acetylcholinchlorid entsprechend seiner höheren Lipophilie deutlich langsamer zu feinen Nadeln aus – vorausgesetzt der Diethylether wird schrittweise in 15 mL-Portionen zugesetzt. Bei Einsetzen der weißen Trübung sollte der Zusatz des Diethylethers zunächst gestoppt werden, um das Keimen der ersten Kristalle zu ermöglichen. Besonders reine Kristalle lassen sich gewinnen, indem man das Gemisch bei beginnender Trübung 3-4 Tage stehen lässt. Hier ist ein erhebliches Maß an Geduld gefragt.

Scheidet sich jedoch ein farbloses Öl anstelle der ersten Kristalle ab, muss der Anteil von Isopropanol erhöht und erneut schrittweise mit Diethylether versetzt werden.

Aufgrund der stark hygroskopischen Eigenschaften des Acetylcholinchlorids lässt sich der in der Literatur angegebene Schmelzpunkt nicht reproduzieren. Das Produkt sollte bis zur weiteren Verwendung im Exsikkator aufbewahrt werden.

Acteylcholin ist ein wichtiger Neurotransmitter im zentralen und peripheren Nervensystem.

Charakterisierung:

Schmp.: 140-145 °C (Lit.: 149-152 °C[2])

IR (cm⁻¹): 3378, 3011, 1731, 1648, 1489, 1426, 1364, 1234, 1101, 1057, 1026, 1010, 952, 875, 846, 644, 600, 538, 451.

¹H-NMR (400 MHz, DMSO-d₆): δ (ppm) = 4.45 (2H, m, OC$\underline{H}_2$CH$_2$N), 3.80 (2H, m, OCH$_2$C$\underline{H}_2$N), 3.23 (9H, s, N⁺(CH$_3$)$_3$), 2.07 (3H, s, CH$_3$CO).

Literatur:
1. Analog: Th. Eicher und L.F. Tietze; Organisch-chemisches Grundpraktikum unter Berücksichtigung der Gefahrstoffverordnung. 2. Aufl., Georg Thieme Verlag, Stuttgart 1993, S. 187.
2. The Merck Index, 13th edition, Merck & Co., Inc., Whitehouse Station, NJ.

6.7 *N*-(4-Hydroxyphenyl)acetamid
(Paracetamol, Acetaminophen)

	8.4.			6.7.	
	C$_6$H$_7$NO	C$_4$H$_6$O$_3$		C$_8$H$_9$NO$_2$	C$_2$H$_4$O$_2$
	M$_r$ = 109,13	M$_r$ = 102,16		M$_r$ = 151,16	M$_r$ = 60,16

Benötigte Geräte:
50 mL Rundkolben, Tropftrichter, Rührfisch, Magnetrührer, Intensivkühler, Wasserbad.

Darstellung[1]:
In einem 50 mL Rundkolben werden 5,46 g (50,00 mmol) 4-Aminophenol (**8.4**) in 15 mL Wasser suspendiert. Unter intensivem Rühren werden 6,49 g (63,50 mmol, 6,0 mL) Essigsäureanhydrid portionsweise (ca. 1 mL/Portion) unter Verwendung eines Tropftrichters zugegeben. Dabei erwärmt sich das Reaktionsgemisch und das Aminophenol löst sich rasch auf. Nach Beendigung der Zugabe wird der Tropftrichter gegen einen Intensivkühler ausgetauscht, das Gemisch 10 Minuten in einem auf 80-90 °C vortemperierten Wasserbad erhitzt und anschließend im Eisbad gekühlt. Das ausgefallene Rohprodukt wird filtriert, mit 5 mL Eiswasser gewaschen (**Tipp 13**) und aus ca. 40 mL Wasser umkristallisiert (**Tipp 10**). Es resultieren farblose Nadeln, die filtriert und im Exsikkator über CaCl$_2$ getrocknet werden (**Tipp 9**).
    Ausbeute: 6,02 g (79,7 %).

Ansatz:

	4-Aminophenol	Essigsäureanhydrid	Wasser
Stoffmenge	50,00 mmol	63,50 mmol	-
Einwaage	5,46 g	6,49 g; 6,0 mL	15 mL
Summenformel	C$_6$H$_7$NO	C$_4$H$_6$O$_3$	H$_2$O
Molmasse [g/mol]	109,13	102,09	18,02

	4-Aminophenol	Essigsäureanhydrid	Wasser
Dichte [g/cm³]	-	1,087	1,000
CAS-Nr.	123-30-8	108-24-7	7732-18-5
GHS-Pictogramm	⚠️☣️🌿	🔥☠️💧	-
H-Satz	H302+H332, H317, H341, H373, H410	H226, H302, H331, H314, H335	-
P-Satz	P273, P280, P302+P352, P314	P210, P260, P280, P303+P361+P353, P305+P351+P338, P312	-

Bemerkungen:
Alternativ lässt sich Paracetamol auch unter Verzicht auf ein Lösungsmittel aus 4-Aminophenol und Essigsäureanhydrid darstellen[2]. Die *N*-Acetylierung von Anilinderivaten gelingt im Mikrowellenreaktor an mesoporösem Material (z. B. Starbon®, acides Polysaccharid)[3] besonders umweltfreundlich und unter hohen Ausbeuten[4].

Generell ist Paracetamol auch im Sinne einer Beckmann-Umlagerung[5] zugänglich, in der das Ketoxim (**6.21.**[6]) von 4'-Hydroxyacetophenon[7] reagiert (s. Ausführungen unter **6.21.**).

Eine alternative Syntheseroute ist unter **9.3.** beschrieben.

Paracetamol ist ein schmerzstillender und fiebersenkender Arzneistoff der Gruppe der nichtopioiden Analgetika.

Charakterisierung:
Schmp.: 167-168 °C (Lit.: 168 °C[11])
IR (cm⁻¹): 3320, 3156, 1650, 1609, 1561, 1504, 1435, 1370, 1326, 1257, 1225, 1171, 1107, 1014, 968, 857, 836, 807, 796, 713, 682, 625, 603, 517, 502, 464, 413.
¹H-NMR (200 MHz, DMSO-d_6): δ (ppm) = 9.65 (1H, s, OH), 9.12 (1H, s, NH), 7.35 (2H, d, 8.5 Hz, $H_{aromat.}$), 6.69 (2H, d, 8.5 Hz, $H_{aromat.}$), 1.97 (3H, s, CH_3).

Literatur:
1. Th. Eicher und H.J. Roth; Synthese, Gewinnung und Charakterisierung von Arzneistoffen. Georg Thieme Verlag, Stuttgart 1986, S. 35.
2. M.M. Mojtahedi, M.S. Abaee, M.M. Heravi und F.K. Behbahani; Monatsh. Chem. *138*, 95–99 (2007).
3. V. Budarin, J.H. Clark, J.J.E. Hardy, R. Luque, K. Milkowski, S.J. Tavener und A.J. Wilson; Angew. Chem. *118*, 3866-3870 (2006).
4. R. Luque, V. Budarin, J.H. Clark und D.J. Macquarrie; Green Chem. *11*, 459-461 (2009).
5. R. Brückner; Reaktionsmechanismen, S. 623, 3. Aufl., Spektrum Verlag, Berlin, Heidelberg (2007).

6. I. Damljanovic, M. Vukicevic und R.D. Vukicevic; Monatsh. Chem. *137*, 301-305 (2006).
7. R.K. Lota, S. Dhanani, C.P. Owen und S. Ahmed; Bioorg. Med. Chem. Lett. *16*, 4519-4522 (2006).

6.8 *N*-Benzoylglycin

(Hippursäure)

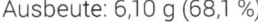

C_7H_5ClO	$C_2H_5NO_2$	$C_9H_9NO_3$	
M_r = 140,57	M_r = 75,07	M_r = 179,17	M_r = 36,46

(Hippursäure)

Benötigte Geräte:
250 mL Iodzahlkolben, 100 mL Rundkolben

Darstellung[1]:
In einem 250 mL Iodzahlkolben werden 3,75 g (50,00 mmol) Glycin in 70 mL einer 10 %igen Natronlauge gelöst und portionsweise (ca. 1 mL/Portion) mit 9,84 g (70,00 mmol, 8,1 mL) Benzoylchlorid versetzt. Nach jeder Zugabe wird der Kolben mit einem Glasstopfen verschlossen und das Gemisch sorgfältig geschüttelt (Achtung! Während der Reaktion entstehender Chlorwasserstoff sollte zwar unter den alkalischen Bedingungen gebunden werden, könnte jedoch auch einen Druck aufbauen und beim Öffnen des Kolbens entweichen!). Nach Beendigung der Zugabe wird das Gemisch für eine weitere Stunde unter gelegentlichem Schütteln stehengelassen, mit 70 g Eis versetzt und durch tropfenweise Zugabe von konzentrierter Salzsäure auf pH 2-3 angesäuert. Das ausgefallene Rohprodukt wird filtriert, im Exsikkator ($CaCl_2$) vorgetrocknet und aus Ethanol (ca. 25 mL) umkristallisiert (**Tipp 10**). Es resultieren feine farblose Nadeln, die im Exsikkator ($CaCl_2$) getrocknet werden (**Tipp 9**).

Ausbeute: 6,10 g (68,1 %)

Ansatz:

	Benzoylchlorid	Glycin	Natriumhydroxid	Wasser
Stoffmenge	70,00 mmol	50,00 mmol	175,00 mmol	-
Einwaage	9,84 g; 8,1 mL	3,75 g	7,00 g	70 mL
Summenformel	C_7H_5ClO	$C_2H_5NO_2$	HONa	H_2O
Molmasse [g/mol]	140,57	75,07	40	18,02
Dichte [g/cm³]	-	-	-	1,000
CAS-Nr.	98-88-4	56-40-6	1310-73-2	7732-18-5

	Benzoylchlorid	Glycin	Natriumhydroxid	Wasser
GHS-Pictogramm	☠ 🧪	-	🧪	-
H-Satz	H302+H312, H331, H314, H317	-	H290, H314	-
P-Satz	P280, P301+P330+P331, P303+P361+P353, P304+P340, P305+P351+P338, P310	-	P280, P301+P330+P331, P305+P351+P338, P308+P310	-

Bemerkungen:

Nach einer älteren, sehr unpräzisen Vorschrift[2] soll nach Zugabe des Benzoylchlorids geschüttelt werden bis der Geruch des Säurechlorids nicht mehr wahrnehmbar ist. Ein derartiges Vorgehen ist aufgrund des Gefährdungspotenzials durch Benzoylchlorid nicht zu verantworten. Zudem soll dort Benzoylchlorid im zweifach äquivalenten Überschuss eingesetzt werden, was erstens eine unnötige Verschwendung von Ressourcen darstellt und zweitens ein Wahrnehmen des schwindenden Geruchs nach Benzoylchlorid unmöglich macht (Achtung! Eine organoleptische Prüfung des Reaktionsverlaufs ist aus toxikologischer Sicht hoch bedenklich).

Hippursäure ist der Ausgangsstoff für die Erlenmeyersche Azlactonsynthese. Hierbei bildet sich in einer intramolekularen Kondensation zunächst ein Oxazolin-Derivat, das in einer Aldolreaktion als CH-acide Komponente mit Carbonylverbindungen reagiert. Nach Reduktion der zuvor gebildeten Doppelbindung und Hydrolyse des Oxazolin-Ringes entstehen unter Abspaltung von Benzoesäure Gemische von α-Aminosäuren.

Charakterisierung:

Schmp.: 190 °C (Lit.: 187-191 °C[2])

IR (cm^{-1}): 3335, 3071, 2937, 1740, 1599, 1554, 1489, 1415, 1394, 1334, 1317, 1302, 1256, 1177, 1078, 1029, 999, 942, 846, 805, 720, 689, 658, 627, 545, 476, 434.

^{1}H-NMR (400 MHz, DMSO-d$_6$): (ppm) = 12.70 (1H, s, verbr., COOH), 8.86 (1H, t, 6.0 Hz, NH), 7.89 (2H, m, H$_{aromat.}$), 7.47-7.51 (3H, m, H$_{aromat.}$), 1.94 (2H, d, 6.0 Hz, CH$_2$).

Literatur:

1. M.A. Mesaik, S. Rahat, K.M. Khan, Zia-Ullah, M.I. Choudhary, S. Murad, Z. Ismail, Atta-ur-Rahman und A. Ahmad; Bioorg. Med. Chem. *12*, 2049-2057 (2004).
2. L. Gattermann, T. Wieland; Die Praxis des organischen Chemikers, 43. Aufl., De Gruyter Verlag, Berlin, New York, S. 636 (1982).

6.9 2-Chlor-*N*-(2,6-dimethylphenyl)acetamid

$C_8H_{11}N$
$M_r = 121{,}18$

$C_2H_2Cl_2O$
$M_r = 112{,}94$

$C_{10}H_{12}ClNO$
$M_r = 197{,}66$

Benötigte Geräte:
250 mL Rundkolben, Tropftrichter, Rückflusskühler, Magnetrührer

Darstellung:
In einem 250 mL Rundkolben wird zu einer Lösung aus 6,06 g 2,6-Dimethylanilin (50,00 mmol, 6,2 mL) in Toluen (100 mL) zunächst eine Lösung aus 5,30 g Natriumcarbonat (50,00 mmol) in Wasser (50 mL), danach 6,66 g 2-Chloracetylchlorid (59,00 mmol, 4,7 mL) durch denselben Tropftrichter unter Rühren zugetropft. Das Gemisch wird 2,5 h bei 25 °C gerührt und zum Auskristallisieren der farblosen Kristalle in ein Eisbad gestellt. Nach dem Filtrieren wird das Rohprodukt aus Ethanol umkristallisiert (**Tipp 10**) und im Exsikkator getrocknet (**Tipp 9**).
Ausbeute: 9,32 g (94,3 %)

Ansatz:

	2,6-Dimethyl-anilin	Chlor-acetylchlorid	Natriumcarbonat	Toluen
Stoffmenge	50,00 mmol	59,00 mmol	50,00 mmol	-
Einwaage	6,06 g; 6,2 mL	6,66 g; 4,7 mL	5,30 g	100 mL
Summenformel	$C_8H_{11}N$	$C_2H_2Cl_2O$	CNa_2O_3	C_7H_8
Molmasse [g/mol]	121,18	112,94	105,99	92,14
Dichte [g/cm³]	0,984	1,419	-	0,866
CAS-Nr.	87-62-7	79-04-9	497-19-8	108-88-3
GHS-Pictogramm	! , health hazard	skull, environment, health hazard	!	flame, !, health hazard
H-Satz	H302, H312, H332, H315, H319, H335, H351, H411	H290, H301, H311, H372, H314, H400, EUH014-029	H319	H225, H304, H315, H336, H361d, H373

	2,6-Dimethyl-anilin	Chlor-acetylchlorid	Natriumcarbonat	Toluen
P-Satz	P273, P391, P501	P280, P301+P330+P331, P304+P340, P305+P351+P338, P310, P303+P361+P353	P260, P305+P351+P338	P210, P240, P301+P310+P330, P302+P352, P314, P403+P233

Bemerkungen:
Park et al. berichten über eine effiziente Mikrowellensynthese, bei der die Reaktionszeit auf 1 Minute (!) reduziert werden konnte.[2]

Charakterisierung:
Schmp.: 147-149 °C (Lit.: 148-149 °C[2])
IR (cm⁻¹): 3178, 3036, 2973, 2920, 2853, 1680, 1640, 1594, 1533, 1475, 1430, 1376, 1322, 1263, 1248, 1207, 1165, 1147, 1094, 1031, 980, 960, 919, 854, 795, 760, 708, 663, 596, 546, 516.
¹H-NMR (400 MHz, CDCl$_3$): δ (ppm) = 7.85 (1H, s, verbr., NH), 7.08-7.17 (3H, m, H$_{aromat.}$), 4.26 (2H, s, CH$_2$), 2.25 (6H, s, CH$_3$).

Literatur:
1. A.R. Moen, R. Karstad und T. Anthonsen; Biocatal. Biotransfor. *23*, 45-51 (2005).
2. S.H. Park, H.J. Gwon, J.S. Park und K.B. Park; QSAR Comb. Sci. *23*, 868-874 (2004).

6.10 *N*-Hydroxybenzamid
(Benzohydroxamsäure)

6.3.
C$_9$H$_{10}$O$_2$
M$_r$ = 150,17

H$_4$NOCl
M$_r$ = 69,49

6.10.
C$_7$H$_7$NO$_2$
M$_r$ = 137,14

Benötigte Geräte:
250 mL Einhalskolben, Rührfisch, Magnetrührer, Tropftrichter.

Darstellung[1]:
In einem 250 mL Rundkolben werden 7,50 g Benzoesäureethylester (50,00 mmol, **6.3.**), 13,90 g Hydroxylamin-Hydrochlorid (200,00 mmol) in 80 mL Methanol suspendiert und tropfenwei-

se mit 50 mL einer 5 M KOH-Lösung in Methanol versetzt (Tropfgeschwindigkeit: 20 Tropfen/min, Dauer: ca. 1h). Nach 19-stündigem Rühren bei Raumtemperatur wird das Lösungsmittel am Rotationsverdampfer eingedampft, der verbleibende Rückstand durch Zugabe von 50 mL eines Essigsäure/Wasser-Gemisches (1:1) angesäuert (pH-Kontrolle!) und mit Ethylacetat (3x 50 mL) extrahiert. Die vereinigte organische Phase wird über Na_2SO_4 getrocknet (**Tipp 5**) und am Rotationsverdampfer eingedampft (**Tipp 6**). Hieraus resultiert ein Öl, das nach Coevaporation mit Ethanol (2x 20 mL, s. Bemerkungen) als farbloser Feststoff vorliegt. Die Umkristallisation erfolgt mit Ethanol und Diethylether und Trocknung am Rotationsverdampfer.

Ausbeute: 4,06 g (60 %)

Ansatz:

	Benzoesäure-ethylester	Hydroxylamin-Hydrochlorid	Kaliumhydroxid	Methanol
Stoffmenge	50,00 mmol	200,00 mmol	250,00 mmol	-
Einwaage	7,50 g	13,90 g	14,03 g	80,00 mL
Summenformel	$C_9H_{10}O_2$	H_4NOCl	HKO	CH_4O
Molmasse [g/mol]	150,17	69,49	56,11	32,04
Dichte [g/cm³]	1,045	-	-	0,791
CAS-Nr.	93-89-0	5470-11-1	1310-58-3	67-56-1
GHS-Pictogramm	-			
H-Satz	-	H290, H302+H312, H315, H317, H319, H351, H373, H400	H314, H302, H290	H225, H331, H311, H301, H370
P-Satz	-	P260, P280, P301+P312+P330, P305+P351+P338	P280, P301+P330+P331, P305+P351+P338, P308+P310	P210, P233, P280, P302+P352, P304+P340, P308+P310, P403+P235

Bemerkungen:
Zur Coevaporation gibt man das Lösungsmittel zum Öl hinzu, löst dies zunächst am rotierenden Rotationsverdampfer und evaporiert dann das Lösemittel unter vermindertem Druck.

Charakterisierung:
Schmp.: 120-121 °C (Lit.: 123-124 °C[2], 125-126 °C[3])
IR (cm^{-1}): 3302, 3062, 2766, 1642, 1613, 1561
^{1}H-NMR (300 MHz, DMSO-d6) δ (ppm) = 11.20 (s, 1H), 9.08 (s, 1H), 7.79 – 7.72 (m, 2H), 7.56 – 7.39 (m, 3H).

Literatur:
1. A. Liguori, G. Sindona, G. Romeo und U. Uccella; Synthesis 168 (1987).
2. A.S. Reddy, M.S. Kumar und G.R. Reddy; Tetrahedron Lett. *41*, 6285-6288 (2000).
3. E.S. Orth, P.L.F. da Silva, R.S. Mello, C.A. Bunton, H. M.S. Milagre, M. N. Eberlin, H.D. Fiedler und F. Nome; J. Org. Chem. *74*, 5011-5016 (2009).

6.11 Isonicotinsäurehydrazid
(Isoniazid, INH)

$C_8H_9NO_2$ H_6N_2O 6.11. $C_6H_7N_3O$ C_2H_6O

$M_r = 151{,}16$ $M_r = 50{,}07$ $M_r = 137{,}14$ $M_r = 46{,}07$

a) Isonicotinsäureethylester[1]:

Benötigte Geräte:
250 mL Rundkolben, 100 mL Tropftrichter, Rückflusskühler, Magnetrührer, Scheidetrichter, Destillationsapparatur.

Darstellung:

In einem 250 mL Rundkolben werden 16,00 g (130,00 mmol) Isonicotinsäure in 120 mL Ethanol (dynamisch getrocknet) suspendiert und über einen Zeitraum von 5 Minuten unter Verwendung eines Tropftrichters portionsweise (ca. 1 mL/ Portion) mit 10 mL einer konzentrierten Schwefelsäure (**Tipp 2**) versetzt. Hierbei erwärmt sich das Gemisch deutlich. Im Anschluss an die Zugabe wird der Tropftrichter gegen einen Rückflusskühler ausgetauscht und das Gemisch 24 h unter Rückfluss erhitzt. Nach dem Abkühlen auf Raumtemperatur werden 60 mL Wasser zugesetzt und überschüssiges Ethanol am Rotationsverdampfer abdestilliert (120 mbar/ 40 °C, **Tipp 6**).

Mit einer 40 %igen NaOH-Lösung wird alkalisiert (**Tipp 2**) und mit Diethylether (3x 80 mL) extrahiert. Die vereinigte organische Phase wird im Scheidetrichter von der wässrigen Phase getrennt, über Na_2SO_4 getrocknet (**Tipp 5**), vom Trocknungsmittel durch Filtration getrennt und am Rotationsverdampfer (**Tipp 6**) eingeengt. Das gelbliche, flüssige Rohprodukt wird im Vakuum fraktioniert destilliert (Ölbadtemperatur: 160 °C, Verwendung einer Destillationsspinne). Es resultiert ein farbloses Destillat.

Ausbeute: 11,57 g (58,9 %)

Ansatz:

	Isonicotinsäure	Schwefelsäure	Ethanol
Stoffmenge	130,00 mmol	-	-
Einwaage	16,00 g	10 mL	120 mL
Summenformel	$C_6H_5NO_2$	H_2O_4S	C_2H_6O
Molmasse [g/mol]	123,11	98,08	46,07
Dichte [g/cm³]	-	1,840	0,790
CAS-Nr.	55-22-1	7664-93-9	64-17-5
GHS-Pictogramm	⚠	🧪	🔥 ⚠
H-Satz	H319	H290, H314	H225, H319
P-Satz	P260, P262, P305+P351+P338	P280, P301+P330+P331, P303+P361+P353, P305+P351+P338+P310	P210, P240, P305+P351+P338, P403+P233

b) Isonicotinsäurehydrazid[2]:

Benötigte Geräte:
250 mL Rundkolben, Standzylinder, Rückflusskühler, Magnetrührer, Scheidetrichter, Destillationsapparatur.

Darstellung:
In einem 250 mL Rundkolben werden 7,56 g (50,00 mmol) Isonicotinsäureethylester in 150 mL Ethanol gelöst, mit 20,02 g (400,00 mmol) Hydrazinhydrat (bzw. 25,0 g eines 80 %-igen Hydrazinhydrates) versetzt und 3 h unter Rückfluss erhitzt. Nach dem Abkühlen wird die Lösung bis zur beginnenden Kristallisation des Rohproduktes eingeengt (Rotationsverdampfer, **Tipp 6**) und zur vollständigen Kristallisation 1 h mittels Eis gekühlt. Das Rohprodukt wird filtriert, 3x mit je 20 mL Ethylacetat gewaschen, aus einem Ethylacetat-Ethanol-Gemisch (1:1, ca. 80 mL) umkristallisiert (**Tipp 10**), über Nacht im Kühlschrank gelagert, filtriert und im Exsikkator ($CaCl_2$) getrocknet (**Tipp 9**). Es resultiert ein farbloser, kristalliner Feststoff.
   Ausbeute: 4,46 g (65,1 %)

Ansatz:

	Isonicotinsäure-ethylester	Hydrazinhydrat	Ethanol
Stoffmenge	50,00 mmol	400,00 mmol	-
Einwaage	7,56 g	20,02 g	150 mL
Summenformel	$C_8H_9NO_2$	H_6N_2O	C_2H_6O
Molmasse [g/mol]	151,16	50,06	46,07

	Isonicotinsäure-ethylester	Hydrazinhydrat	Ethanol
Dichte [g/cm³]	1,009	1,030	0,790
CAS-Nr.	1570-45-2	7803-57-8	64-17-5
GHS-Pictogramm	⚠#	(Ätzend, Totenkopf, Gesundheitsgefahr, Umwelt, Flamme)	🔥 ⚠
H-Satz	H319#	H226, H301+H311, H330, H314, H317, H350, H410	H225, H319
P-Satz	P260, P262, P305+P351+P338#	P280, P302+P352, P304+P340+P310, P305+P351+P338	P210, P240, P305+P351+P338, P403+P233

#Daten beziehen sich auf Isonicotinsäure

Bemerkungen:

Zu a) Während der Zugabe der konzentrierten Schwefelsäure verdickt sich die ohnehin schon breiige Suspension zunehmend. Um ein gänzliches Aussetzen des Rührens und ein damit verbundenes lokales Überhitzen zu vermeiden, wurde hier deutlich mehr Ethanol verwendet als in der Literaturvorschrift.[1]

Zu b) Diese Hydrazinolyse verläuft wesentlich schneller als die des 4-Hydroxybenzoesäure-ethylesters (**6.14.**). Verantwortlich hierfür scheint der Pyridinring zu sein. Als π-Elektronen-mangelaromat zieht er Elektronen von der Estergruppe ab (-M-Effekt), was dort zu einem Elektronendefizit führt und den nukleophilen Angriff des Hydrazins deutlich begünstigt.

Isoniazid ist ein bakterizides Antibiotikum, das in Kombination mit anderen Wirkstoffen zur Behandlung der Tuberkulose eingesetzt wird.

Charakterisierung:

Isonicotinsäureethylester:
Sdp.: 83-85 °C/20-25 mbar (Lit.: 78,5 °C/ 6,7 mbar [3])
DC: Ethylacetat/Petrolether = 2:1; R_F = 0,58
IR (cm⁻¹): 2982, 1722, 1596, 1561, 1466, 1407, 1367, 1323, 1276, 1213, 1173, 1115, 1063, 1018, 873, 851, 756, 706, 675, 421.
¹H-NMR (400 MHz, CDCl$_3$): δ (ppm) = 8.78 (2H, d, 4.4 Hz, H$_{heteroaromat}$), 7.85 (2H, d, 4.4 Hz, H$_{heteroaromat}$), 4.42 (2H, q, 7.2 Hz, CH$_2$), 1.42 (3H, t, 7.2 Hz, CH$_3$).

Isonicotinsäurehydrazid:
Schmp.: 171 °C (Lit.: 171,4 °C[3])
DC: Ethylacetat/Dichlormethan/Methanol = 2:2:1; R_F = 0,25
IR (cm^{-1}): 3301, 3103, 3008, 1662, 1632, 1602, 1553, 1491, 1410, 1331, 1220, 1139, 1061, 994, 886, 844, 743, 672, 658, 503, 435.
^{1}H-NMR (400 MHz, DMSO-d_6): δ (ppm) = 10.13 (1H, s, verbr., NH), 8.73 (2H, d, 4.4 Hz, $H_{heteroaromat.}$), 7.76 (2H, d, 4.4 Hz, $H_{heteroaromat.}$), 4.67 (2H, s, verbr., NH_2).

Literatur:
1. V. Ferri, E. Costa, M. Biancardo, R. Argazzi und C.A. Bignozzi; Inorg. Chim. Acta *360*, 1131-1137 (2007).
2. In Analogie zu: B. Forman und D. Yu; US 2006189825 A1 20060824 (2006).
3. The Merck Index, 13th edition, Merck & Co., Inc., Whitehouse Station, NJ.

6.12 4-Hydroxybenzoesäurehydrazid
(Edukt für **6.16.**)

6.5.			6.12.	
$C_8H_8O_3$	H_6N_2O		$C_7H_8N_2O_2$	CH_4O
M_r = 152,15	M_r = 50,07		M_r = 152,15	M_r = 32,04

Reaktion: 4-Hydroxybenzoesäuremethylester (6.5.) + $NH_2NH_2 \times H_2O$ → (MeOH, 70 °C, 48 h) → 4-Hydroxybenzoesäurehydrazid (6.12.) + MeOH

Benötigte Geräte:
250 mL Rundkolben, Rückflusskühler.

Darstellung[1]:
In einem 250 mL Rundkolben werden 7,61 g (50,00 mmol) 4-Hydroxybenzoesäuremethylester (**6.5.**) in 150 mL Methanol gelöst, mit 20,02 g (400,00 mmol) Hydrazinhydrat (bzw. 25,0 g eines 80 %-igen Hydrazinhydrates) versetzt und 48 Stunden unter Rückfluss erhitzt. Nach dem Abkühlen wird die Lösung bis zur beginnenden Kristallisation des Rohproduktes eingeengt (Rotationsverdampfer, **Tipp 6**) und zur vollständigen Kristallisation 1 h mittels Eis gekühlt. Das resultierende Rohprodukt wird filtriert, 3x mit je 30 mL Ethylacetat gewaschen, aus Ethylacetat umkristallisiert (**Tipp 10**) und im Exsikkator über $CaCl_2$ getrocknet (**Tipp 9**). Es resultiert ein farbloser, amorpher Feststoff.
  Ausbeute: 4,45 g (58,5 %)

Ansatz:

	4-Hydroxybenzoesäure-methylester	Hydrazinhydrat	Methanol
Stoffmenge	50,00 mmol	400,00 mmol	-
Einwaage	7,61 g	20,02 g	150,00 mL
Summenformel	$C_8H_8O_3$	H_6N_2O	CH_4O
Molmasse [g/mol]	152,15	50,06	32,04
Dichte [g/cm³]	-	1,030	0,791
CAS-Nr.	1570-45-2	7803-57-8	67-56-1
GHS-Pictogramm		 	
H-Satz	H411, H412	H226, H301+H311, H330, H314, H317, H350, H410	H225, H331, H311, H301, H370
P-Satz	P273, P391, P501	P280, P302+P352, P304+P340+P310, P305+P351+P338	P210, P233, P280, P302+P352, P304+P340, P308+P310, P403+P235

Bemerkungen:
Diese Synthese erfordert die angegebene Reaktionsdauer und sollte nicht früher beendet werden (dünnschichtchromatographische Kontrolle).

Charakterisierung:
Schmp.: n. b. (Lit.: 267 °C [1])
IR (cm⁻¹): 3310, 3269, 3193, 2500-3200, 1605, 1587, 1535, 1507, 1463, 1393, 1322, 1275, 1252, 1188, 1172, 1124, 991, 896, 845, 764, 646, 614, 522, 482, 436.
¹H-NMR (400 MHz, DMSO-d_6): δ (ppm) = 9.59 (1H, s, verbr., NH), 7.73 (2H, d, 8.5 Hz, $H_{aromat.}$), 6.83 (2H, d, 8.5 Hz, $H_{aromat.}$), 4.45 (2H, s, verbr., NH_2).

Literatur:
1. B. Forman und D. Yu; US 2006189825 A1 20060824 (2006).

6.13 Metformin-Hydrochlorid
(1,1-Dimethylbiguanid-HCl)

$H_2N-C(=NH)-NH-CN$ + $(CH_3)_2NH \times HCl$ →(Toluen, 80 °C, 3 h; dann 100 - 110 °C, 4 h) $H_2N-C(=NH)-NH-C(=NH)-N(CH_3)_2 \times HCl$

6.13.

$C_2H_4N_4$	C_2H_8ClN	$C_4H_{12}ClN_5$
$M_r = 84{,}08$	$M_r = 81{,}54$	$M_r = 165{,}62$

Benötigte Geräte:
100 mL Rundkolben, Ölbad, Rückflusskühler, Rührfisch, Magnetrührer.

Darstellung[1]:
In einem 100 mL Rundkolben werden 4,20 g Cyanoguanidin (50,00 mmol) in 25 mL Toluen gelöst, auf 80 °C erhitzt und bei gleicher Temperatur über einen Zeitraum von 1 h portionsweise mit 4,89 g N,N-Dimethylamin-Hydrochlorid (60,00 mmol) versetzt (ca. 500 mg/Portion). Nach Beendigung der Zugabe wird 4 h unter Rückfluss gerührt, nach dem Abkühlen mit 20 mL Wasser versetzt und die zwei Phasen des Gemisches im Scheidetrichter getrennt. Die organische Phase wird erneut mit Wasser (20 mL) extrahiert. Die vereinigte wässrige Phase wird mit einer Spatelspitze Aktivkohle versetzt und 20 min gerührt. Nach dem Filtrieren wird das Filtrat am Rotationsverdampfer so gut es geht eingeengt (Badtemperatur: 65 °C, **Tipp 6**), der resultierende Rückstand mit 10 mL Methanol aufgenommen und 15 min bei 40-45 °C gerührt. Beim Abkühlen auf 20 °C und nach Zusatz geringer Mengen von Diethylether kristallisiert das Rohprodukt aus, das durch Umkristallisation mittels Methanol/Diethylether gereinigt wird.
 Ausbeute: 3,60 g (43,5 %).

Ansatz:

	Cyanoguanidin	N,N-Dimethylamin-Hydrochlorid	Toluen
Stoffmenge	50,00 mmol	60,00 mmol	-
Einwaage	4,20 g	4,89 g	25 mL
Summenformel	$C_2H_4N_4$	C_2H_8ClN	C_7H_8
Molmasse [g/mol]	84,08	81,54	92,14
Dichte [g/cm³]	-	-	0,866
CAS-Nr.	461-58-5	506-59-2	108-88-3

	Cyanoguanidin	N,N-Dimethylamin-Hydrochlorid	Toluen
GHS-Pictogramm	-	⟨!⟩	🔥 ⟨!⟩ ☠
H-Satz	-	H302	H225, H304, H315, H336, H361d, H373
P-Satz	-	P262	P210, P240, P314, P403+P233, P301+P310+P330, P302+P352

Bemerkungen:
Cyanoguanidin ist synonym mit Dicyandiamid.

Metformin ist ein Arzneistoff zur Behandlung des Diabetes mellitus Typ 2.

Charakterisierung:
Schmp.: 225-228 °C (Lit.: 217-218,5 °C[2] bis 235 °C[3])
IR (cm^{-1}): 3366, 3292, 3147, 1619, 1560, 1468, 1445, 1416, 1242, 1166, 1058, 934, 800, 735, 630, 576, 535, 420.
^{1}H-NMR (400 MHz, DMSO-d$_6$): δ (ppm) = 7.21 (2H, s, NH), 6.75 (4H, s, NH$_2$), 2.92 (6H, s, CH$_3$).

Literatur:
1. In Analogie zu: P.D. Patel und D.R. Patel; WO 002010146604 (2010).
2. V.L. Kelarev, M. Bellul, V.I. Zav'yalov, O. Dibi, N.A. Golovin, E.A. Lisitsyn und R.A. Karakhanov; Zh. Org. Khim. *24*, 1100-1105 (1988).
3. K.H. Slotta, und R. Tschesche; Ber. Dt. Chem. Ges. *62 B*, 1398-1405 (1929).

6.14 2-(4-Nitrophenyl)-1,3-dioxolan

OHC—⟨⟩—NO$_2$ + HO—CH$_2$—CH$_2$—OH →[Toluen, 90 °C][CH$_3$-C$_6$H$_4$-SO$_3$H, M_r = 172,20] ⟨dioxolan⟩—⟨⟩—NO$_2$ + H$_2$O

6.14.

C$_7$H$_5$NO$_3$ C$_2$H$_6$O$_2$ C$_9$H$_9$NO$_4$
M_r = 151,12 M_r = 62,07 M_r = 195,17 M_r = 18,02

6 Reaktionen von Carbonylverbindungen

Benötigte Geräte:
500 mL Rundkolben, Wasserabscheider (leichte Phase), Rückflusskühler, Magnetrührer.

Darstellung[1]:
In einer Apparatur bestehend aus einem 500 mL Rundkolben, Leichtphasenwasserabscheider und Rückflusskühler werden 7,56 g (50,00 mmol) 4-Nitrobenzaldehyd, 15,50 g (250,00 mmol, 14,0 mL) Ethylenglycol und 0,11 g (0,63 mmol) 4-Toluensulfonsäure-Monohydrat in 320 mL Toluen vorgelegt und solange unter Rückfluss gerührt, bis sich kein Wasser mehr abscheidet und das DC-Monitoring eine vollständige Umsetzung anzeigt (ca. 4 h).

Nach dem Abkühlen auf Raumtemperatur wird die Lösung zunächst mit Wasser und anschließend mit einer gesättigten Kochsalzlösung (je 3x 40 mL) ausgeschüttelt (**Tipp 11**) und die vereinigten wässrigen Phasen mit Dichlormethan (3x 40 mL) extrahiert. Die kombinierten organischen Phasen (Toluen- und Dichlormethan-Phasen) werden über Na_2SO_4 getrocknet (**Tipp 5**), am Rotationsverdampfer eingeengt (**Tipp 6**) und der resultierende Rückstand aus Cyclohexan umkristallisiert (**Tipp 10**). Die Trocknung erfolgt im Exsikkator ($CaCl_2$, **Tipp 9**).

Ausbeute: 9,25 g (94,8 %)

Ansatz:

	4-Nitrobenz-aldehyd	Ethylenglykol	4-Toluensulfon-säure·H_2O	Toluen
Stoffmenge	50,00 mmol	250,00 mmol	0,63 mmol	-
Einwaage	7,56 g	15,50 g; 14,0 mL	0,11 g	320 mL
Summenformel	$C_7H_5NO_3$	$C_2H_6O_2$	$C_7H_{10}O_4S$	C_7H_8
Molmasse [g/mol]	151,12	62,07	172,20	92,14
Dichte [g/cm³]	-	1,11	-	0,866
CAS-Nr.	555-16-8	107-21-1	6192-52-5	108-88-3
GHS-Pictogramm					
H-Satz	H317, H319, H412	H302, H373	H315, H319, H335	H225, H304, H315, H336, H361d, H373
P-Satz	P261, P280, P302+P352, P305+P351+P338	P301+P312+P330, P501	P302+P352, P305+P351+P338	P210, P240, P314, P403+P233, P301+P310+P330, P302+P352

Bemerkungen:
In der Originalvorschrift[1] wird angegeben, dass die Reaktion bevorzugt in Benzen durchzuführen sei, da die Verwendung von Toluen deutlich geringere Ausbeuten zur Folge hätte. Diese Aussage können wir mit der fast quantitativen Ausbeute jedoch nicht bestätigen. Alternativ kann Cyclohexan als Schleppmittel eingesetzt werden, was jedoch tatsächlich geringere Ausbeuten liefert.[2]

Charakterisierung:
Schmp.: 79-80 °C (Lit.: 81-82 °C [2])
DC: Ethylacetat/Hexan = 1:4; R_f = 0,30
IR (cm^{-1}): 3081, 2961, 2894, 1609, 1518, 1431, 1384, 1352, 1311, 1292, 1217, 1113, 1076, 1015, 978, 942, 836, 749, 726, 697, 625, 541, 504, 462.
^{1}H-NMR (400 MHz, CDCl$_3$): δ (ppm) = 8.24 (2H, d, 8.6 Hz, H$_{aromat.}$), 7.66 (2H, d, 8.6 Hz, H$_{aromat.}$), 5.90 (1H, s, CH), 4.06-4.15 (4H, m, CH$_2$).

Literatur:
1. In Analogie zu: M. Allevi, M. Bonizzoni und L. Fabbrizzi; Chem. Eur. J. *13*, 3787-3795 (2007).
2. Autorenkollektiv: Integriertes organisch-chemisches Praktikum (I.O.C.-Praktikum), Lehmanns Media-LOB.de, Berlin 2007, Kap. 4.1.1.3.

6.15 2,2-Dimethyl-1,3-dioxan-4,6-dion
(Meldrumsäure, Edukt für **8.5.**)

C$_3$H$_6$O	C$_3$H$_4$O$_4$	C$_6$H$_8$O$_4$
M$_r$ = 58,08	M$_r$ = 104,06	M$_r$ = 144,04

6.15.

Benötigte Geräte:
50 mL Rundkolben, Rührfisch, Magnetrührer.

Darstellung[1]:
In einem 50 mL Rundkolben werden 5,20 g (50,00 mmol) Malonsäure in 5,6 mL (60,00 mmol) Essigsäureanhydrid suspendiert und unter Rühren mit 0,15 mL konz. H$_2$SO$_4$ versetzt, wobei die Malonsäure teilweise in Lösung geht. Unter Beibehaltung der Temperatur zwischen

20 und 25 °C (ggf. Eiskühlung) werden langsam 4,00 mL (55,20 mmol) Aceton hinzugefügt. Es tritt der Geruch nach Essigsäure auf. Das Reaktionsgemisch wird über Nacht in den Kühlschrank gestellt, wobei durchsichtige nadelförmige Kristalle entstehen, die filtriert und mehrmals mit Eiswasser gewaschen (**Tipp 13**) werden. Die Umkristallisation erfolgt bei Raumtemperatur durch Auflösen von je 1 g des Rohproduktes in 2 mL Aceton, Zugabe von 4 mL H_2O und anschließender Eiskühlung. Die Ausbeute an farblos-kristallinen Nadeln nach Trocknen im Exsikkator über $CaCl_2$ (**Tipp 9**) beträgt 4,68 g (65,0 %).

Ansatz:

	Aceton	Malonsäure	Essigsäure-anhydrid	Schwefelsäure
Stoffmenge	55,20 mmol	50,00 mmol	60,00 mmol	-
Einwaage	3,20 g; 4,0 mL	5,20 g	6,13 g; 5,6 mL	0,15 mL
Summenformel	C_3H_6O	$C_3H_4O_4$	$C_4H_6O_3$	H_2O_4S
Molmasse [g/mol]	58,08	104,06	102,09	98,08
Dichte [g/cm³]	0,791	-	1,087	1,840
CAS-Nr.	67-64-1	141-82-2	108-24-7	7664-93-9
GHS-Pictogramm				
H-Satz	H225, H319, H336, EUH066	H302, H318	H226, H302, H331, H314, H335	H290, H314
P-Satz	P210, P240, P305+P351+P338, P403+P233	P280, P305+P351+P338	P210, P260, P280, P303+P361+P353, P305+P351+P338, P312	P280, P301+P330+P331, P303+P361+P353, P305+P351+P338 +P310

Charakterisierung:
Schmp.: 91 °C (Lit.: 94-95 °C [1])
IR (cm⁻¹): 3001, 2928, 1788, 1747, 1387, 1376, 1353, 1301, 1280, 1256, 1201, 1167, 1068, 1013, 975, 953, 896, 847, 836, 636, 587, 567, 513, 475, 448, 410.
¹H-NMR (400 MHz, $CDCl_3$): δ (ppm) = 3.63 (2H, s, CH_2), 1.79 (6H, s, CH_3).

Literatur:
1. D. Davidson und S.A. Bernhard; J. Am. Chem. Soc. 70, 3426-3428 (1948).

6.16. 4-Hydroxybenzoesäure-(5-nitrofurfuryliden)-hydrazid

(Nifuroxazid)

	5.9.	6.12.		6.16.
	$C_9H_9NO_7$	$C_7H_8N_2O_2$		$C_{12}H_9N_3O_5$
	$M_r = 243{,}17$	$M_r = 152{,}15$		$M_r = 275{,}22$

Reaktionsbedingungen: H_2SO_4, H_2O, EtOH, 80 °C, 16 h

Benötigte Geräte:
250 mL Rundkolben, Rückflusskühler Rührfisch, Magnetrührer, Ölbad.

Darstellung[1]:
In einem 250 mL Rundkolben werden 3,81 g (25,00 mmol) 4-Hydroxybenzoesäurehydrazid (**6.12.**) und 6,08 g (25,00 mmol) Essigsäure-[1-acetyl-1-(5-nitrofur-2-yl]methylester (5-Nitrofurfurylidendiacetat, **5.9.**) einem Gemisch aus 70 mL Ethanol und 35 mL Wasser zugefügt. Nach dem Zutropfen von 3,6 mL konz. Schwefelsäure wird die Suspension 16 Stunden unter Rückfluss gerührt. Aus der tiefbraun-gefärbten Lösung wird ein ockerfarbener Feststoff filtriert und in einem Gemisch aus Ethanol, Methanol und Dichlormethan (jeweils 30 mL) eine Stunde erhitzt und heiß filtriert. Nach dem Trocknen kristallisiert man das grünliche Rohprodukt aus EtOH/Pyridin um (**Tipp 10**). Dazu suspendiert man in 20 mL Ethanol und gibt unter Erhitzen am Rückfluss so lange Pyridin (ca. 20 mL) dazu, bis sich der gesamte Feststoff gelöst hat. Zum Auskristallisieren werden weitere 20 mL Ethanol zugesetzt und das Gemisch über Nacht in den Kühlschrank gestellt. Es resultiert ein gelber, amorpher Feststoff, der filtriert und im Exsikkator ($CaCl_2$) getrocknet wird (**Tipp 9**).

Ausbeute: 4,02 g (58,4 %)

Ansatz:

	4-Hydroxy-benzoesäure-hydrazid	5-Nitro-furfuryliden-diacetat	Ethanol	Schwefelsäure	Wasser
Stoffmenge	25,00 mmol	25,00 mmol	-	-	-
Einwaage	3,81 g	6,08 g	70 mL	3,6 mL	35 mL
Summenformel	$C_7H_8N_2O_2$	$C_9H_9NO_7$	C_2H_6O	H_2O_4S	H_2O
Molmasse [g/mol]	152,15	243,17	46,07	98,08	18,02
Dichte [g/cm³]	-	-	0,790	1,840	1,000
CAS-Nr.	5351-23-5	92-55-7	64-17-5	7664-93-9	7732-18-5

6 Reaktionen von Carbonylverbindungen

	4-Hydroxy-benzoesäure-hydrazid	5-Nitro-furfuryliden-diacetat	Ethanol	Schwefelsäure	Wasser
GHS-Pictogramm	⚠	⚠ 🔥	🔥	🧪	-
H-Satz	H315, H319, H335	H302+H312+H332+H351	H225, H319	H290, H314	-
P-Satz	P302+P352 P305+P351 +P338	P280	P210, P240, P305+P351 +P338, P403+P233	P280, P301+P330+P331, P303+P361+P353, P305+P351+ P338+P310	-

Charakterisierung:

Schmp.: 293-295 °C (Lit.: 297-298 °C [2])

IR (cm^{-1}): 3363, 3240, 3127, 1670, 1606, 1582, 1552, 1505, 1463, 1443, 1406, 1360, 1244, 1185, 1152, 1116, 1024, 983, 962, 933, 897, 851, 797, 758, 719, 623, 580, 547, 457, 412.

^{1}H-NMR (400 MHz, DMSO-d$_6$): (ppm) = 12.07 (1H, s, NH), 10.24 (1H, s, verbr., OH), 8.40 (1H, s, CH=N), 7.84 (2H, d, 6.8 Hz, H$_{aromat.}$), 7.83 (1H, d, 4.0 Hz, H$_{heteroaromat.}$), 7.25 (1H, d, 4.0 Hz, H$_{heteroaromat.}$), 6.90 (2H, d, 6.8 Hz, H$_{aromat.}$).

Literatur:

1. In Analogie zu: E.W. Berndt und R.D. Vatne; US 3621095A1 (1971).
2. M. Serwin-Krajewska, M. Banasiak, J. Rytelewska und A. Grajkowski; PL 147743B1 (1990).

6.17 Zimtsäure

Variante A:

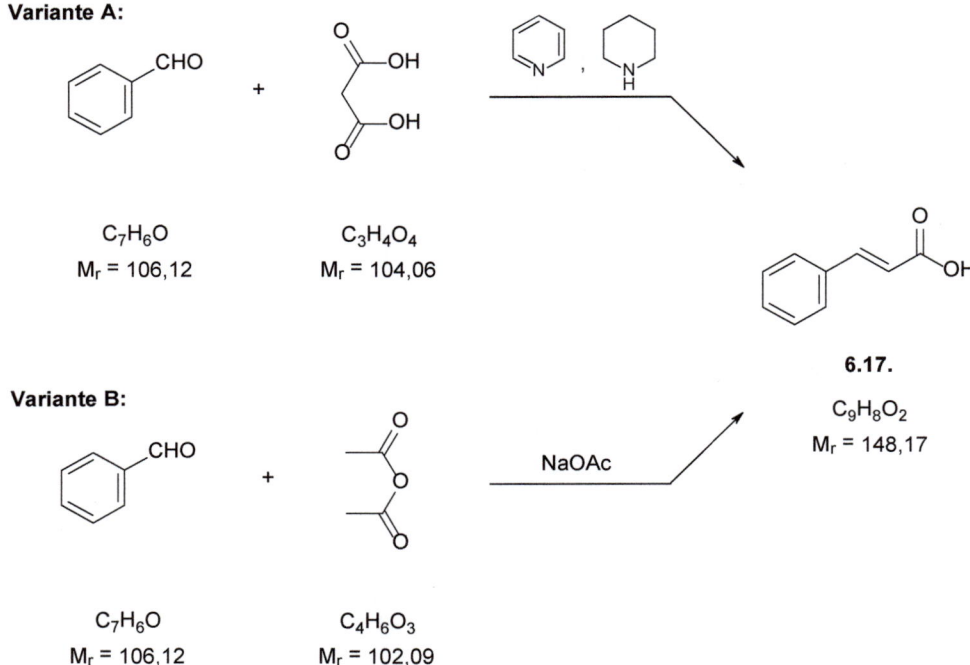

C₇H₆O
$M_r = 106{,}12$

C₃H₄O₄
$M_r = 104{,}06$

Variante B:

C₇H₆O
$M_r = 106{,}12$

C₄H₆O₃
$M_r = 102{,}09$

6.17.
$C_9H_8O_2$
$M_r = 148{,}17$

Darstellung:
Variante A, Knoevenagel-Reaktion in der Doebner-Variante[1]:

Benötigte Geräte:
100 mL Rundkolben, 250 mL Jodzahlkolben, Wasserbad, Rückflusskühler.

In einem 100 mL Rundkolben werden 6,24 g Malonsäure (60,00 mmol) in etwa 10 mL trockenem Pyridin gelöst und nach Abklingen der schwach exothermen Reaktion 5,31 g Benzaldehyd (50,00 mmol, 5,1 mL) und 0,43 g Piperidin (0,5 mL, 5,00 mmol) hinzugefügt. Bis zum Aufhören der Kohlendioxidentwicklung (mindestens jedoch 4 h) wird auf dem Wasserbad unter Rückfluss erhitzt. Um Pyridin und Piperidin herauszuwaschen, gießt man das Reaktionsgemisch nach dem Abkühlen auf 100 mL eines Eis/konz. Salzsäure-Gemisches, das in einem 250 mL Jodzahlkolben vorgelegt wird. Hierbei scheidet sich das Rohprodukt ab. Zur Vervollständigung der Kristallisation lässt man über Nacht im Kühlschrank stehen (Jodzahlkolben mit einem Hohlglasstopfen verschließen!). Das Rohprodukt wird filtriert, aus Wasser umkristallisiert (**Tipp 10**), erneut filtriert und im Exsikkator (CaCl₂) getrocknet (**Tipp 9**).
   Ausbeute: 5,65 g (76,3 %).

Ansatz:

	Benzaldehyd	Malonsäure	Piperidin	Pyridin
Stoffmenge	50,00 mmol	60,00 mmol	5,00 mmol	-
Einwaage	5,31 g; 5,1 mL	6,24 g	0,43 g; 0,5 mL	10,0 mL
Summenformel	C_7H_6O	$C_3H_4O_4$	$C_5H_{11}N$	C_5H_5N
Molmasse [g/mol]	106,12	104,06	85,15	79,10
Dichte [g/cm^3]	1,050	-	0,86	0,983
CAS-Nr.	100-52-7	141-82-2	110-89-4	110-86-1
GHS-Pictogramm				
H-Satz	H302, H332, H319, H335	H302, H318	H225, H302, H311, H331, H314, H412	H225, H302, H312, H315, H319, H332
P-Satz	P280, P301+P310	P280, P305+P351+P338	P210, P261, P280, P303+P361+P353, P305+P351+P338, P370+P378	P210, P280, P305+P351+P338

Variante B, Perkin-Reaktion[2]:

Benötigte Geräte:
100 mL Rundkolben, Ölbad, Steigrohr (Luftkühler), Destillationsapparatur.

In einem 100 mL Rundkolben mit 80 cm Steigrohr (kein Rückflusskühler! s. Bemerkungen) werden 5,31 g Benzaldehyd (50,00 mmol, 5,1 mL), 7,66 g Essigsäureanhydrid (7,10 mL, 75,00 mmol) und 2,46 g wasserfreies Natriumacetat (30,00 mmol) 7-8 h bei 180 °C (Ölbad) gerührt. Der nicht umgesetzte Benzaldehyd wird mittels Wasserdampfdestillation aus dem Reaktionsgemisch entfernt und der Destillationsrückstand mit wenig Aktivkohle aufgekocht und heiß abgesaugt. Das während des Abkühlens auskristallisierte Rohprodukt wird filtriert, aus Wasser umkristallisiert (**Tipp 10**), erneut filtriert und im Exsikkator (CaCl$_2$) getrocknet (**Tipp 9**).
Ausbeute: 4,91 g (66,3 %).

Ansatz:

	Benzaldehyd	Essigsäureanhydrid	Natriumacetat
Stoffmenge	50,00 mmol	75,00 mmol	30,00 mmol
Einwaage	5,31 g; 5,1 mL	7,66 g; 7,1 mL	2,46 g
Summenformel	C_7H_6O	$C_4H_6O_3$	$C_2H_3NaO_2$
Molmasse [g/mol]	106,12	102,09	82,03

	Benzaldehyd	Essigsäureanhydrid	Natriumacetat
Dichte [g/cm^3]	1,050	1,087	-
CAS-Nr.	100-52-7	108-24-7	127-09-3
GHS-Pictogramm	⚠	🔥 ⚠ (corrosive) ⚠	-
H-Satz	H302, H332, H319, H335	H226, H302, H331, H314, H335	
P-Satz	P280, P301+P310	P210, P260, P280, P303+P361+P353, P305+P351+P338, P312	

Bemerkungen:
Zu Variante A: Nach der Vorschrift soll man bis zum Ende der Kohlendioxidentwicklung erhitzen. Das Aufsteigen eines Gases ist vom siedenden Lösungsmittel nur schlecht zu unterscheiden. Die aufsteigenden Gasbläschen verbleiben jedoch für einen kurzen Zeitraum an der Oberfläche bevor sie platzen.
Zu Variante B: Benzaldehyd und Essigsäureanhydrid sollten frisch destilliert eingesetzt werden. Als so genanntes Steigrohr kann ein Luftkühler verwendet werden. Beim Aufkochen des Destillationsrückstandes ist unbedingt darauf zu achten, dass zunächst wenig Aktivkohle (Spatelspitze) verwendet wird, um eine übermäßige Adsorption des gewünschten Produktes an der Aktivkohle zu vermeiden. Sollte das Produkt nach dem Umkristallisieren noch zu stark verunreinigt sein, kann erneut unter Verwendung von wenig Aktivkohle umkristallisiert werden.
Alles in allem ist die Knoevenagel-Reaktion in der Doebner-Variante bequemer und schneller durchführbar.

Charakterisierung:
Schmp.: 135-136 °C (Lit.: 136 °C [1])
IR (cm^{-1}): 3018, 2300-3100, 1675, 1627, 1577, 1492, 1448, 1419, 1313, 1286, 1221, 1205, 1175, 1067, 974, 932, 871, 765, 703, 675, 590, 542, 480.
^{1}H-NMR (400 MHz, DMSO-d$_6$): δ (ppm) = 12.45 (1H, s, verbr., COOH), 7.64-7.70 (2H, m, H$_{aromat.}$), 7.61 (1H, d, 16.0 Hz, H$_{olefin.}$), 7.37-7.43 (3H, m, H$_{aromat.}$), 6.54 (1H, d, 16.0 Hz, H$_{olefin.}$).

Literatur:
1. Autorenkollektiv; Organikum: Organisch-chemisches Grundpraktikum, 21. Aufl., WILEY-VCH Verlag GmbH, Weinheim 2001, S. 527-529.
2. L. Gattermann, T. Wieland; Die Praxis des organischen Chemikers, 43. Aufl., De Gruyter Verlag, Berlin, New York, S. 371 (1982).

6.18 Dibenzylidenaceton

((*E*, *E*)-1,5-Diphenylpent-1,4-dien-3-on)

2 C$_7$H$_6$O (M$_r$ = 106,12) + C$_3$H$_6$O (M$_r$ = 58,08) →(NaOH, EtOH, RT) C$_{17}$H$_{14}$O (M$_r$ = 234,29)

6.18.

Benötigte Geräte:
250 mL Rundkolben, Magnetrührer, Rührfisch.

Darstellung[1]:
In einem 250 mL Rundkolben werden 10,00 g Natriumhydroxid (250,00 mmol) unter mechanischem Rühren in 100 mL Wasser gelöst und mit 80 mL Ethanol versetzt. Zu dieser Lösung wird ein Gemisch aus frisch destilliertem Benzaldehyd (10,62 g, 10,2 mL, 100,00 mmol) und Aceton (2,90 g, 3,7 mL, 50,00 mmol) innerhalb von 10 Minuten portionsweise (mittels einer Pasteurpipette) zugegeben. Zum Ableiten der Reaktionswärme wird der Kolben in ein Wasserbad (Raumtemperatur) gestellt und 1 h gerührt. Das auskristallisierte, gelbe Rohprodukt wird filtriert, mit Wasser gründlich gewaschen und getrocknet. Die Umkristallisation erfolgt aus 45 mL Isopropanol (**Tipp 10**), wobei ein Einstellen des Kolbens in ein Eisbad die Kristallisation unterstützt. Die schwach-gelben Kristalle werden filtriert, mit wenig kaltem Isopropanol gewaschen und im Exsikkator (CaCl$_2$) getrocknet (**Tipp 9**).
Ausbeute: 8,63 g (73,7 %).

Ansatz:

	Aceton	Benz-aldehyd	Natrium-hydroxid	Ethanol	Wasser
Stoffmenge	50,00 mmol	100,00 mmol	250,00 mmol	-	-
Einwaage	2,90 g; 3,7 mL	10,62 g; 10,2 mL	10,00 g	80 mL	100 mL
Summenformel	C$_3$H$_6$O	C$_7$H$_6$O	HONa	C$_2$H$_6$O	H$_2$O
Molmasse [g/mol]	58,08	106,12	40	46,07	18,02
Dichte [g/cm^3]	0,791	1,050	-	0,790	1,000
CAS-Nr.	67-64-1	100-52-7	1310-73-2	64-17-5	7732-18-5

	Aceton	Benz-aldehyd	Natrium-hydroxid	Ethanol	Wasser
GHS-Pictogramm	🔥 ❗	❗	⚠️	🔥 ❗	-
H-Satz	H225, H319, H336, EUH066	H302, H332, H319, H335	H290, H314	H225, H319	-
P-Satz	P210, P261, P305+P351+P338	P280, P301+P310	P280, P301+P330 +P331, P305+P351 +P338, P308+P310	P210, P240, P305+P351 +P338, P403+P233	-

Charakterisierung:
Schmp.: 109-111 °C (Lit.: 110-111 °C [1])
IR (cm^{-1}): 3052, 3025, 1648, 1624, 1589, 1572, 1494, 1446, 1330, 1306, 1282, 1259, 1214, 1186, 1155, 1099, 1074, 1028, 979, 923, 883, 849, 758, 729, 692, 618, 597, 556, 527, 478, 403.
^{1}H-NMR (400 MHz, CDCl$_3$): δ (ppm) = 7.73 (1H, d, 16.0 Hz, H$_{olefin.}$), 7.58-7.63 (2H, m, H$_{aromat.}$), 7.38-7.43 (3H, m, H$_{aromat.}$), 7.07 (1H, d, 16.0 Hz, H$_{olefin.}$).

Literatur:
1. L. Gattermann, T. Wieland; Die Praxis des organischen Chemikers, 43. Aufl., De Gruyter Verlag, Berlin, New York, S. 362 (1982).

6.19 Nifedipin

(3,5-Dimethyl-1,4-dihydro-2,6-dimethyl-4-(2-nitrophenyl)pyridin-3,5-dicarboxylat)

7.1.
C$_7$H$_5$NO$_3$
M$_r$ = 151,12

C$_5$H$_8$O$_3$
M$_r$ = 116,12

6.19.
C$_{17}$H$_{18}$N$_2$O$_6$
M$_r$ = 346,34

Benötigte Geräte:
100 mL Rundkolben, Rückflusskühler, Ölbad

Darstellung[1]:

In einem 100 mL Rundkolben werden 3,78 g 2-Nitrobenzaldehyd (25,00 mmol, **7.1.**), 5,80 g Acetessigsäuremethylester (5,4 mL, 50,00 mmol) und 2,89 g Ammoniumacetat (37,50 mmol) in 25 mL Methanol 3-5 h unter Rückfluss gerührt. Nach Beendigung der Reaktion (DC-Monitoring) wird das ausgefallene Rohprodukt durch Filtration abgetrennt und aus Methanol umkristallisiert (**Tipp 10**). Die hellgelben Kristalle werden erneut filtriert und im Exsikkator (CaCl$_2$) getrocknet (**Tipp 9**). Bei nicht ausreichender Reinheit (DC-Kontrolle) muss erneut aus Methanol umkristallisiert werden.

Ausbeute: 4,21 g (48,6 %).

Ansatz:

	2-Nitrobenz-aldehyd	Acetessigsäure-methylester	Ammoniumacetat	Methanol
Stoffmenge	25,00 mmol	50,00 mmol	37,50 mmol	-
Einwaage	3,78 g	5,80 g; 5,4 mL	2,89 g	25,00 mL
Summenformel	$C_7H_5NO_3$	$C_5H_8O_3$	$C_2H_7NO_2$	CH_4O
Molmasse [g/mol]	151,12	116,12	77,08	32,04
Dichte [g/cm³]	-	1,077	-	0,791
CAS-Nr.	552-89-6	105-45-3	631-61-8	67-56-1
GHS-Pictogramm				
H-Satz	H302, H315, H319, H335, H412	H318	H315, H319, H335	H225, H331, H311, H301, H370
P-Satz	P273, P301+P312+P330, P302+P352, P305+P351+P338	P280, P305+P351+P338, P310	P261, P305+P351+P338	P210, P233, P280, P302+P352, P304+P340, P308+P310, P403+P235

Bemerkungen:

Die hier angewandte Synthese stellt eine Variante der Hantzschen Dihydropyridin-Synthese[2] dar, die zum ersten isolierbaren Zwischenprodukt auf dem Weg zum Pyridin-Derivat führt. Der Oxidation des Dihydropyridins zum Heteroaromaten durch Salpetersäure schließt sich eine Verseifung der Estergruppen mit anschließender Decarboxylierung zum substituierten Pyridin an.

Nach der Originalvorschrift[1] wird das Reaktionsgemisch in Wasser gegossen und durch eine aufwändige Extraktionsprozedur mit anschließender säulenchromatographischer Trennung gereinigt. Die hier beschriebene Reinigung des Nifedipins durch Umkristallisation ist jedoch schneller und preiswerter durchführbar.

Da der 1,4-Dihydropyridinring latent licht- und oxidationsempfindlich ist, müssen bei der Lagerung von Nifedipin-Pulver oder -Lösungen entsprechende Vorsichtsmaßnahmen (z. B. Verwendung von Braunglasflaschen) getroffen werden. Die Synthese und die Umkristallisation können jedoch ohne besondere Vorkehrungen durchgeführt werden. Das Aufarbeiten des Reaktionsansatzes kann auf den nächsten Labortag verschoben werden. Bis dahin sollte das Gemisch jedoch in einem Kühlschrank gelagert werden.

Diese Reaktion lässt sich problemlos und mit höheren Ausbeuten analog mit Acetessigsäureethylester und dem wesentlich preiswerteren 3-Nitrobenzaldehyd durchführen. In diesem Fall wird das Rohprodukt zur Vermeidung der Gefahr einer Umesterung aus Ethanol umkristallisiert, was leichter realisierbar ist als bei der Umkristallisation von Nifedipin aus Methanol. Das so erhaltene, photostabilere Nifedipinanalogon wird allerdings nicht pharmazeutisch verwendet.

Nifedipin ist ein Arzneistoff zur Behandlung der Hypertonie mit Angriffspunkt an Calciumkanälen vom L-Typ (Calciumkanal-Blocker).

Charakterisierung:
Schmp.: 172 °C (Lit. 172-173 °C)[3]
DC: Ethylacetat/Petrolether = 2:1; R_F = 0,45
IR (cm^{-1}): 3324, 2952, 1676, 1646, 1622, 1525, 1493, 1431, 1379, 1347, 1308, 1223, 1188, 1163, 1151, 1119, 1100, 1053, 1020, 953, 857, 828, 792, 762, 744, 711, 686, 673, 622, 584, 467, 410.
^{1}H-NMR (400 MHz, CDCl$_3$): δ (ppm) = 7.68 (1H, dd, 7.6 Hz + 1.2 Hz, H-3$_{aromat.}$), 7.52 (1H, dd, 7.6 Hz + 1.6 Hz, H-6$_{aromat.}$), 7.46 (1H, td, 7.6 Hz + 1.2 Hz, H-4$_{aromat.}$), 7.26 (1H, td, 7.6 Hz + 1.6 Hz, H-5$_{aromat.}$), 6.17 (1H, s, N-H), 5.73 (1H, s, CH$_{dihydropyridin}$), 3.59 (6H, s, OCH$_3$), 2.32 (6H, s, CH$_3$).

Literatur:
1. C.-C. Chang, S. Cao, S. Kang, L. Kai, X. Tian, P. Pandey, S.F. Dunne, C.-H. Luan, D.J. Surmeier und R.B. Silverman; Bioorg. Med. Chem. *18*, 3147-3158 (2010).
2. A. Hantzsch; Chem. Ber. *14*, 1637-1638 (1881).
3. Loev,B. et al., J. Med. Chem. 1974, 17, 956 – 965.

6.20 1-(4-Hydroxyphenyl)ethanonoxim

((E)-4'-Hydroxyacetophenonoxim)

C$_8$H$_8$O$_2$ + H$_2$N—OH × HCl $\xrightarrow[\text{60 min}]{\text{NaOAc, H}_2\text{O, 120 °C}}$ **6.20.** C$_8$H$_9$NO$_2$ + H$_2$O

C$_8$H$_8$O$_2$	H$_4$NOCl	C$_8$H$_9$NO$_2$	
M_r = 136,15	M_r = 69,49	M_r = 151,16	M_r = 18,02

6 Reaktionen von Carbonylverbindungen

Benötigte Geräte:
250 mL Rundkolben, Ölbad.

Darstellung[1]:
In einem 250 mL Rundkolben werden 13,62 g (100,00 mmol) 4'-Hydroxyacetophenon, 23,35 g (336,00 mmol) Hydroxylamin-Hydrochlorid und 46,76 g (570,00 mmol) Natriumacetat in 120 mL Wasser suspendiert und 1 h unter Rückfluss (120 °C Ölbadtemperatur) gerührt. Dabei geht die Suspension in eine klare, farblose Lösung über, die sich im Laufe der Reaktion etwas gelblich färbt. Nach Abkühlen auf Raumtemperatur wird der Reaktionskolben in Eis gestellt, worauf sich ein farbloses Rohprodukt abscheidet, das filtriert und aus 120 mL Wasser umkristallisiert wird (**Tipp 10**). Hierbei begünstigt ein langsames Abkühlen der Lösung die Ausbildung von bis zu 6 cm langen, farblosen Nadeln, die erneut filtriert und im Exsikkator (CaCl$_2$) getrocknet (**Tipp 9**) werden.
Ausbeute: 12,42 g (82,2 %)

Ansatz:

	4'-Hydroxy-acetophenon	Hydroxylamin-Hydrochlorid	Natriumacetat	Wasser
Stoffmenge	100,00 mmol	336,00 mmol	570,00 mmol	-
Einwaage	13,62 g	23,35 g	46,76 g	120 mL
Summenformel	C$_8$H$_8$O$_2$	NH$_4$ClO	C$_2$H$_3$NaO$_2$	H$_2$O
Molmasse [g/mol]	136,15	69,49	82,03	18,02
Dichte [g/cm^3]	-	-	-	1,000
CAS-Nr.	99-93-4	5470-11-1	127-09-3	7732-18-5
GHS-Pictogramm	⚠	⚠ (mehrere)	-	-
H-Satz	H319, H412	H290, H302+H312, H315, H317, H319, H351, H373, H400	-	-
P-Satz	P264, P273, P280, P305+P351+P338, P337+P313, P501	P260, P280, P301+P312+P330, P305+P351+P338	-	-

Bemerkungen:
Während viele Reaktionen nur nach molekular disperser Verteilung der Reaktanden in einem Lösungsmittel ablaufen, beschreiben Damljanovic et al. ein Beispiel für eine Umsetzung, die durch einfaches Verreiben der Feststoffe (inkl. des Einsatzes von Kieselgel) durchgeführt werden kann.[2] Dabei wird allerdings aus dem kristallinen Salz Hydroxylamin-Hydrochlorid mit

NaOH die ölige Base Hydroxylamin freigesetzt, so dass verständlich wird, warum auf ein Lösungsmittel verzichtet werden kann. Freies, nicht an Kieselgel gebundenes Hydroxylamin und höher konzentrierte (>50 %) wässrige Lösungen der Base können detonieren. Deshalb muss das stabile Säureadditionssalz Hydroxylamin-Hydrochlorid verwendet und in situ freigesetzt werden. Laut Damljanovic et al. lassen sich aromatische Ketone im Gegensatz zu gesättigten Ketonen nach dieser Vorschrift nicht ohne Zusatz von Kieselgel darstellen.[2]

Das Ketoxim **6.20** kann im Sinne einer Beckmann-Umlagerung [3] zu Paracetamol (**9.3.**) reagieren. De Luca et al.[4] setzen dabei das Oxim unter sehr milden Bedingungen (2,4,6-Trichlor-1,3,5-triazin, DMF, Raumtemperatur) um.

Charakterisierung:
Schmp.: 146 °C (Lit.: 146-147 °C [1])
IR (cm^{-1}): 3314, 2300-3100, 1641, 1606, 1587, 1515, 1439, 1363, 1313, 1294, 1270, 1235, 1177, 1107, 1087, 1010, 939, 822, 776, 723, 658, 593, 562, 514, 477, 416.
^{1}H-NMR (400 MHz, DMSO-d$_6$): δ (ppm) = 10.86 (1H, s, verbr., OH$_{oxim}$), 9.63 (1H, s, verbr., OH$_{phenol.}$), 7.49 (2H, d, 8.8 Hz, H-2'/6'$_{aromat.}$), 6.77 (2H, d, 8.8 Hz, H-3'/5'$_{aromat.}$), 2.09 (3H, s, CH$_3$).

Literatur:
1. A. Corma, H. García und A. Leyva; Tetrahedron *61*, 9848-9854 (2005).
2. I. Damljanovic, M. Vukicevic und R.D. Vukicevic; Monatsh. Chem. *137*, 301-305 (2006).
3. R. Brückner; Reaktionsmechanismen, S. 623, 3. Aufl., Spektrum Verlag, Berlin, Heidelberg (2007).
4. L. De Luca, G. Giacomelli und A. Porcheddu; J. Org. Chem. *67*, 6272-6274 (2002).

6.21 *N*-Phenylacetamid

6.21.

C$_6$H$_7$N	C$_4$H$_6$O$_3$	C$_8$H$_9$NO
M$_r$ = 93,1	M$_r$ = 102,09	M$_r$ = 135,1

Benötigte Geräte:
250 ml Rundkolben, 100 ml Standzylinder, 500 ml Scheidetrichter, 50 ml Tropftrichter

Darstellung [1]:
In einem 250 ml Rundkolben werden 5 ml (54,8 mmol) Anilin in 125 ml Dichlormethan gelöst. 6 ml (63,5 mmol) Acetanhydrid werden mit einem Tropftrichter der Lösung langsam zugetropft. Die Lösung wird für eine Stunde bei Raumtemperatur gerührt. Per DC-Kontrolle wird der Verlauf der Synthese beobachtet. Nach Beendigung der Reaktion wird der Reaktionsan-

6 Reaktionen von Carbonylverbindungen

satz zweimal mit je 50 ml gesättigter Kaliumcarbonatlösung ausgeschüttelt (**Tipp 11**). Die organische Phase wird über Magnesiumsulfat getrocknet, das Lösemittel am Rotationsverdampfer entfernt und ggf. umkristallisiert.

Ausbeute: 6,20 g (83,8 %)

Ansatz:

	Anilin	Acetanhydrid	Dichlormethan
Stoffmenge	54,8 mmol	63,5 mmol	-
Einwaage	5 ml; 5,1 g	6,0 ml; 6,48 g	125 ml
Summenformel	C_6H_7N	$C_4H_6O_3$	CH_2Cl_2
Molmasse [g/mol]	93,1	102,09	84,93
Dichte [g/mol]	1,02 g/cm³	1,08 g/cm³	1,33 g/cm³
CAS-Nr.	62-53-3	108-24-7	75-09-2
GHS-Pictogramm			
H-Satz	H301, H311, H331, H317, H318, H341, H351, H372, H400	H226, H302, H331, H314, H335	H315, H319, H335, H336, H351, H373
P-Satz	P273, P280, P302+P352, P304+P340, P305+P351+P338, P308+P310	P210, P260, P280, P303+P361+P353, P305+P351+P338, P312	P261, P281, P305+P351+P338

Charakterisierung:

Schmelzpunkt: 115 °C
DC: Dichlormethan/Methanol = 95:5; R_F = 0,71
IR (cm⁻¹): 3300, 1670, 1600, 1560, 1500, 1440, 755, 690.
¹H-NMR (300 MHz, CDCl₃): δ (ppm) = 7.50 (2H, d, 12 Hz, H-2,6$_{aromatisch}$), 7.31 (2H, t, 9 Hz, H-3,5$_{aromatisch}$), 7.11 (1H, t, 9Hz, H-4$_{aromatisch}$), 2.17 (3H, s, CH₃).

Literatur:

1. D. R. Stuart, M. Bertrand-Laperle et al., Indole Synthesis via Rhodium Catalyzed Oxidative Coupling of Acetanilides and Internal Alkynes, Center for Catalysis Research and InnoVation, Department of Chemistry, UniVersity of Ottawa, Ottawa, Canada, 16474–16475 (2008).

7 Reaktionen weiterer heteroanaloger Verbindungen

AbgG.: Abgangsgruppe

In der organischen Chemie werden Reaktionen häufig durch die Art und Eigenschaft der Abgangsgruppe bestimmt. Durch Einführen bzw. Ändern einer Abgangsgruppe werden die Ausbeuten häufig stark verbessert, teilweise wird die gewünschte Reaktion so erst möglich. Alkohole lassen sich beispielsweise durch die Umsetzung zu Tosylaten (siehe **7.5**) bzw. Mesylaten aktivieren. Der Alkohol wird hierbei durch Toluensulfonsäure verestert und damit wird die Abgangsgruppeneigenschaften stark erhöht.

> **INFO: Kupplungsreagenzien:** Gemische von Carbonsäuren und Aminen bilden, ohne Zusatz spezieller Kupplungsreagenzien zunächst nur ein Ammoniumsalz. Das basische Nukleophil wird durch die saure Carbonsäure protoniert und verliert dadurch an Nukleophilie. Das Carboxylatanion, das nach Abspaltung eines Protons resultiert, ist resonanzstabilisiert und damit überaus reaktionsträge. Kupplungsreagenzien bilden mit der Carbonsäure reaktive Intermediate (s. Kapitel 6), die selbst mit Ammoniumsalzen reagieren, die Säuren werden aktiviert. Hierbei ist zu beachten, dass Reaktionen stets im Gleichgewicht ablaufen, bei Ammoniumsalzen liegen immer auch freie Amine vor, reagieren diese mit der aktivierten Säure ab, verschiebt sich das Gleichgewicht weiter in Richtung der Produkte.
>
> Beispiele für Kupplungsreagenzien sind Carbodiimide wie Dicyclohexylcarbodiimid (DCC), Carbodiimidazole wie Carbonyldiimidazol (CDI), Benztriazole wie Hydroxybenztriazol (HOBt) und viele weitere mit teilweise speziellen Zusatznutzen.

Gute Abgangsgruppen wie Br⁻ lassen sich in noch bessere Abgangsgruppen wie das Pyridiniumbromid überführen. (siehe **7.1**).

Durch Einführen eines Diazoniumions lassen sich sogar Aromaten für eine nukleophile Substitution aktivieren, z. B. bei einer Verkochung (siehe **7.2**).

7 Reaktionen weiterer heteroanaloger Verbindungen

Bildung eines Diazonium-Ions

Bildung des Nitrosylkations

Diazoniumion-Verbindungen lassen sich in Azoverbindungen überführen (siehe **7.3**), die vor allem aus dem Bereich der Farbstoffe bekannt sind (Azofarbstoffe). Der Bildung von Azofarbstoffen kommt sowohl in der organischen als auch anorganischen Analytik eine große Rolle zu.

> **INFO: Azofarbstoffe:** Azofarbstoffe sind farbige Moleküle mit mindestens einer Azobrücke (R^1-N=N-R^2) (Diazeno-Gruppe). Sie entstehen aus der Reaktion von Diazoniumionen mit aktivierten Aromaten. Zu finden sind diese Art von Farbstoffen naheliegender Weise in der Farbstoffchemie (hier machen sie einen Großteil der synthetischen Farbstoffe aus), aber auch in der quantitativen und qualitativen Analytik, im Speziellen als Nachweisreagenzien und Indikatoren in den Arzneibüchern. Die Protonierung findet als phenyloges Aza-Amidin am sp^2-hybridisierten Stickstoffatom statt.
>
> **Methylorange**
> Farbindikator von Säure-Base-Titrationen
>
> Beim Nachweis von Nitrat wird zunächst das Nitrosylkation (aus Nitrat/Nitrit) gebildet und aus den Reagenzien Lunge-I (Sulfanilsäure) und Lunge-II (1-Naphthylamin) dann ein Azofarbstoff gebildet.

7.1 2-Nitrobenzaldehyd

(Edukt für **6.19.**)

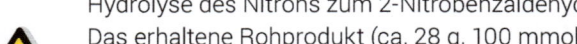

2.5.
$C_{12}H_{11}BrN_2O_2$
$M_r = 295{,}13$

7.1.
$C_7H_5NO_3$
$M_r = 151{,}12$

Benötigte Geräte:
Nitronsynthese: 800 mL Becherglas, Tropftrichter, Thermometer, Glasstab, Eis-Salz-Bad
Hydrolyse: 400 mL Becherglas, Glasstab

Darstellung[1]:

Synthese des Nitrons:
In einem mit Tropftrichter und Thermometer ausgestatteten 800 mL Becherglas werden 29,51 g 1-(2-Nitrobenzyl)pyridiniumbromid (100,00 mmol, **2.5.**) gemeinsam mit 18,65 g N,N-Dimethyl-4-nitrosoanilin-Hydrochlorid (100,00 mmol, **5.5.**) in 150,00 mL Ethanol suspendiert und in einer Eis-Salz-Mischung gekühlt. Unter Einhaltung eines Temperaturintervalls von 0-5 °C wird eine Lösung aus 10,00 g Natriumhydroxid (250,00 mmol) in 100 mL Wasser unter manuellem Rühren (Glasstab, Handschuhe) zugetropft. Die Farbe des zunehmend viskoser werdenden Reaktionsgemisches wechselt bei fortschreitender NaOH-Zugabe von Orange über Grün nach Braun und letztlich wieder zurück nach Orange. Nach Beendigung der Zugabe wird für eine Stunde unter gelegentlichem Rühren bei gleicher Temperatur stehen gelassen und abschließend mit 100 mL eiskaltem Wasser versetzt. Bei der Filtration mittels eines Büchnertrichters muss der Filterkuchen sorgfältig gepresst (mit dem Kopf eines Hohlglasstopfens, **Tipp 15**) und mit kaltem Wasser gewaschen werden. Nach Trocknen im Exsikkator ($CaCl_2$) erhält man das Nitron in nahezu quantitativer Rohausbeute (ca. 28 g), das ohne weitere Reinigung der Hydrolyse zugeführt wird.

Hydrolyse des Nitrons zum 2-Nitrobenzaldehyd:
Das erhaltene Rohprodukt (ca. 28 g, 100 mmol) wird in einem 400 mL Becherglas vorgelegt und mit einer eisgekühlten 6 N Schwefelsäure versetzt, die durch vorsichtiges Gießen von 32 mL konz. H_2SO_4 in 160 mL Wasser (Eiskühlung!) hergestellt wurde (**Tipp 4**). Das Gemisch wird 15 min mit dem Glasstab gerührt, wobei die anfängliche Suspension in eine tiefrote Lösung übergeht und sich neugebildetes Produkt abzuscheiden beginnt. Zur Vervollständigung des Ausfällens werden 100 g Eis zugegeben und für 30 min unter gelegentlichem Rühren stehen gelassen. Das Rohprodukt wird filtriert, mit $NaHCO_3$-Lösung und Wasser (je 100 mL) gewaschen und im Exsikkator ($CaCl_2$) getrocknet (**Tipp 9**).

7 Reaktionen weiterer heteroanaloger Verbindungen   121

Die Reinigung des grün-braunen Rohproduktes kann durch Vakuumdestillation (97-99 °C/1 mm)[1] erfolgen. Alternativ lässt sich eine säulenchromatographische Trennung (**Tipp 8**) bequem realisieren, da sämtliche Verunreinigungen kleinere R_F-Werte ausweisen und die Trennung beendet werden kann, sobald der gewünschte Stoff die stationäre Phase passiert hat.

Aufgetragene Menge:	2 g
Säulenlänge:	ca. 20 cm
Säulendurchmesser:	2,0 cm
Füllhöhe:	ca. 15 cm
Stationäre Phase:	Kieselgel 60, Korngröße 0,063-0,200 mm
Mobile Phase:	Petrolether/Ethylacetat = 4:1
Flussrate:	15 mL/30 min
Zeitaufwand:	5 h

R_F (2-Nitrobenzaldehyd) = 0,28

Zehn Fraktionen zu je 15 mL werden eluiert und einer dünnschichtchromatographischen Untersuchung (Silicagelfolien, Petrolether/Ethylacetat = 4:1, Detektion: $UV_{254\,nm}$) unterzogen. Fraktionen gleichen Inhalts – im Idealfall erhält man DC-reine Fraktionen – können vereinigt und am Rotationsverdampfer (**Tipp 6**) bis zur Trockne eingeengt werden.

Ausbeute: 13,21 g (87,4 %, bezogen auf den 100 mmolaren Ansatz)

Ansatz:

	1-(2-Nitrobenzyl)-pyridiniumbromid	N,N-Dimethyl-4-nitrosoanilin-HCl	Natriumhydroxid	Ethanol	Wasser
Stoffmenge	100,00 mmol	100,00 mmol	250,00 mmol	-	-
Einwaage	29,51 g	18,65 g	10,00 g	150 mL	100 mL
Summenformel	$C_{12}H_{11}BrN_2O_2$	$C_8H_{11}ClN_2O$	HONa	C_2H_6O	H_2O
Molmasse [g/mol]	295,13	186,64	40	46,07	18,02
Dichte [g/cm³]	-	-	-	0,790	1,000
CAS-Nr.	13664-80-7	42344-05-8	1310-73-2	64-17-5	7732-18-5
GHS-Pictogramm	*	#			-
H-Satz	H314 *	H251, H301, H315, H317, H319, H335 #	H314	H225, H319	-
P-Satz	P280, P305+P351 +P338, P310 *	P235+P410, P261, P280, P301+P310, P305+P351 +P338 #	P280, P305+P351 +P338, P310	P210, P240, P305+P351+ P331, P403+P233	-

* Pictogramm & H/P-Sätze von 2-Nitrobenzylbromid
\# Pictogramm & H/P-Sätze von N,N-Dimethyl-4-nitrosoanilin

Bemerkungen:
Nach der Originalvorschrift[1] wird die Reaktion, die durch eine drastische Zunahme der Viskosität der Lösung gekennzeichnet ist, in einem Dreihalskolben durchgeführt. Die Erhöhung der Viskosität kann nicht vermieden, wohl aber durch Zugabe von deutlich mehr Ethanol als in der Originalvorschrift angegeben verzögert werden. Am besten lässt sich das Problem des zunehmend erschwerten Rührens umgehen, indem man in einem Becherglas arbeitet und mit einem dicken Glasstab manuell rührt. Angesichts der offenen Apparatur und der mit dem während der Reaktion freigesetzten Pyridin verbundenen Geruchsbelästigung sollte unbedingt unter dem Abzug gearbeitet werden.

N,N-Dimethyl-4-nitrosoanilin-Hydrochlorid sollte als frisch hergestelltes Reagenz eingesetzt werden. Das orangefarbene Nitron kann ohne Trocknung direkt zum 2-Nitrobenzaldehyd hydrolysiert werden. Um jedoch einen genaueren Ansatz berechnen zu können und zum Zwecke der Lagerung empfiehlt es sich, das Nitron intensiv zu trocknen (Exsikkator, $CaCl_2$). Es kann auch aus Ethylacetat oder Aceton umkristallisiert werden (Schmp.: 130-134 °C)[1].

Der relativ teure 2-Nitrobenzaldehyd, der als Ausgangsprodukt für die Synthese des Nifedipins (**6.19.**) benötigt wird, lässt sich über insgesamt sechs Stufen aus dem preiswerten 2-Nitrotoluen in großem Maßstab analog des von Kröhnke[2] beschriebenen Verfahrens herstellen. Die Synthesen sämtlicher Zwischenstufen sind einfach und ohne großen apparativen Aufwand durchführbar.

Einstufige Oxidationsreaktionen des 2-Nitrotoluens zu 2-Nitrobenzaldehyd mittels Chromtrioxid in Acetanhydrid/Essigsäure[3] scheinen einer sechsstufigen Synthese überlegen zu sein. Bei näherer Betrachtung machen jedoch die hohe Toxizität, die Carcinogenität sowie die Korrosivität des Chromtrioxids diesen vermeintlichen Vorteil wieder zunichte.

Es wird empfohlen, sich die Grundlagen der chromatographischen Trennung anzueignen.

Charakterisierung:
Schmp.: 40 °C (Lit.: 41-44 °C[1])
DC: Petrolether/Ethylacetat = 4:1; R_F = 0,28
IR (cm[-1]): 3102, 1691, 1606, 1570, 1512, 1447, 1396, 1348, 1315, 1270, 1221, 1187, 1143, 997, 892, 856, 824, 799, 787, 741, 693, 675, 639, 475, 421.
^{1}H-NMR (400 MHz, $CDCl_3$): δ (ppm) = 10.41 (1H, s, CHO), 8.13 (1H, dd, 7.6 Hz + 1.6 Hz, H-3$_{aromat.}$), 7.95 (1H, dd, 7.2 Hz + 2.0 Hz, H-6$_{aromat.}$), 7.77-7.87 (2H, m, H-4/5$_{aromat.}$).

Literatur:
1. A. Kalir; Org. Synth. *46*, 81-84 (1966).
2. F. Kröhnke; Angew. Chem. Int. Ed. *2*, 380-393 (1963).
3. S.M. Tsang, E.H. Wood und J.R. Johnson; Org. Synth. *24*, 75-78 (1944).

7.2 Salicylsäure
(Edukt für **6.1.**)

9.2.		7.2.
$C_7H_7NO_2$	$NNaO_2$	$C_7H_6O_3$
M_r = 137,14	M_r = 69,00	M_r = 138,12

Reaktion: 2-Aminobenzoesäure + $NaNO_2$ → (mit H_2SO_4, H_2O, 0 °C) → Salicylsäure

Benötigte Geräte:
250 mL Rundkolben, Magnetrührer, Tropftrichter, Rückflusskühler

Darstellung[1]:
a) Herstellung des Diazoniumsalzes:
In einem 250 mL Rundkolben werden 6,86 g 2-Aminobenzoesäure (Anthranilsäure, **9.2.**, 50,00 mmol) in einem unter Eiskühlung hergestellten Gemisch aus 7,5 mL konz. Salzsäure und 60 mL Wasser (**Tipp 4**) so gut es geht gelöst (unter Umständen löst sich die Säure jedoch nicht vollständig). Nach Abkühlung auf 0 °C mittels einer Eis-Kochsalz-Mischung wird unter intensivem Rühren eine Lösung aus 3,45 g Natriumnitrit (50,00 mmol) in 15 mL Wasser langsam durch einen Tropftrichter hinzugetropft. Dabei darf die Temperatur nicht über 5 °C ansteigen, um die Bildung nitroser Gase zu vermeiden. Während der Zugabe löst sich anfangs eventuell nicht gelöste 2-Aminobenzoesäure kontinuierlich unter Bildung des gelblichen Diazoniumions auf.

b) Verkochung:

Nach Beendigung der Zugabe des Natriumnitrits wird 15 min bei gleicher Temperatur weitergerührt und anschließend die Eiskühlung entfernt. Zur Zersetzung des Diazoniumsalzes wird der Reaktionskolben mit einem Rückflusskühler bestückt und das Gemisch in einem schwach siedenden Wasserbad 1 h gerührt (s. Bemerkungen). Das Abkühlen der braunen Lösung sollte jeweils unter Rühren zunächst bei Raumtemperatur und danach unter Zuhilfenahme von Eis erfolgen. Das auskristallisierte Rohprodukt wird filtriert, mehrmals mit kaltem Wasser gewaschen und aus Wasser umkristallisiert (**Tipp 10**). Es resultieren farblose Nadeln. Sollten orangefarbene Kristalle anfallen, sollte erneut umkristallisiert werden (evtl. unter Zusatz von wenig Ethanol). Das Produkt wird im Exsikkator ($CaCl_2$) getrocknet (**Tipp 9**).

Ausbeute: 4,78 g (69,3 %).

Ansatz:

	2-Aminobenzoesäure	Natriumnitrit	Schwefelsäure	Wasser
Stoffmenge	50,00 mmol	50,00 mmol	-	-
Einwaage	6,86 g	3,45 g	7,5 mL	60 mL + 15 mL
Summenformel	$C_7H_7NO_2$	$NNaO_2$	H_2O_4S	H_2O
Molmasse [g/mol]	137,14	68,99	98,08	18,02
Dichte [g/cm³]	-	-	1,840	1,000
CAS-Nr.	118-92-3	7632-00-0	7664-93-9	7732-18-5
GHS-Pictogramm	⚠	🔥 ☠	🧪	-
H-Satz	H318	H272, H301, H319, H400	H290, H314	-
P-Satz	P280, P305+P351+P338, P313	P220, P273, P301+P310, P305+P351+P338	P280, P301+P330+P331, P303+P361+P353, P305+P351+P338+P310	-

Bemerkungen:

Das eigentliche Diazotierungs-Agens ist das intermediär aus der Protonierung der salpetrigen Säure entstehende elektrophile Nitrosylkation, das nach Angriff an die aromatische Aminogruppe unter Wasserabspaltung zum mesomeriestabilisierten Diazoniumkation wird. Aufgrund der Gefahr der Bildung nitroser Gase sollen die Arbeiten unter dem Abzug durchgeführt werden.

Als Zeichen für das Ende der Verkochung könnte die Beendigung der Gasentwicklung herangezogen werden. Diese ist jedoch in der Praxis schlecht bestimmbar, da das Reaktionsgemisch während des Erhitzens sehr stark schäumt. Sicherheitshalber sollte deshalb mindestens 1 h lang erhitzt werden.

Salicylsäure ist als Hydrolyseprodukt der Acetylsalicylsäure (**6.1.**) schwach schmerzlindernd, keratolytisch und entzündungshemmend und kann nach Aufbereitung aus der Weidenrinde gewonnen werden.

Charakterisierung:
Schmp.: 163-165 °C (Lit.: 136 °C[1])
IR (cm^{-1}): 3229, 2400-3200, 1655, 1609, 1577, 1481, 1462, 1440, 1382, 1323, 1291, 1243, 1207, 1153, 1088, 1029, 964, 887, 852, 783, 756, 691, 657, 566, 531, 462, 429, 408.
^{1}H-NMR (400 MHz, DMSO-d$_6$): δ (ppm) = 13.91 (1H, s, stark verbreitert, COOH), 11.30 (1H, s, verbreitert, OH), 7.80 (1H, dd, 8.0 Hz + 1.6 Hz, H-6), 7.50-7.54 (1H, m, H-4), 6.90-6.98 (2H, m, H-5 + H-3).

Literatur:
1. In Analogie zu: Autorenkollektiv; Organikum: Organisch-chemisches Grundpraktikum, 21. Aufl., WILEY-VCH Verlag GmbH, Weinheim 2001, S. 637.

7.3 β-Naphtholorange-Natrium

(Natrium 4-(2-Hydroxy-1-naphthylazo)benzensulfonat)

$C_6H_7NO_3S$	$C_{10}H_8O$	$C_{16}H_{11}N_2NaO_4S$
M_r = 173,19	M_r = 144,17	M_r = 350,32

Benötigte Geräte:
100 mL + 250 mL Bechergläser, Magnetrührer, Tropftrichter

Darstellung[1]:
a) Diazotierung mit Natriumnitrit:
In einem 100 mL Becherglas werden 8,66 g Sulfanilsäure (50,00 mmol) in einer unter Eiskühlung hergestellten halbkonzentrierten Salzsäure (25 mL) (**Tipp 4**) gelöst. Nach Abkühlung auf 0 °C mittels einer Eis-Kochsalz-Mischung wird unter intensivem Rühren eine Lösung aus 3,45 g Natriumnitrit (50,00 mmol) in 22 mL Wasser durch einen Tropftrichter hinzugetropft. Dabei darf die Temperatur nicht über 5 °C ansteigen, um die Bildung nitroser Gase zu vermeiden.

b) In einem 250 mL Becherglas werden 4,00 g Natriumhydroxid in 50 mL Wasser gelöst und mit 7,21 g β-Naphthol (50,00 mmol) versetzt und mit Hilfe einer Eis-Kochsalz-Mischung gekühlt. Zwischen 5-10 °C wird die oben hergestellte Lösung des Diazoniumsalzes unter Rühren zugetropft. Der pH-Wert der Reaktionslösung sollte im Alkalischen liegen. Dies muss kontinuierlich mittels Indikatorpapier überprüft werden und ggf. durch Zusatz von Natriumcarbonat entsprechend korrigiert werden. Das Fällen des Produktes wird durch Aussalzen mit Kochsalz, das in fester Form dazu gegeben wird, komplettiert (**Tipp 14**). Nach der Filtration wird das Rohprodukt durch Waschen mit wenig kaltem Wasser (40 mL) gereinigt und im Exsikkator (CaCl$_2$) getrocknet (**Tipp 9**).

Ansatz:

	Sulfanilsäure	Natriumnitrit	Salzsäure
Stoffmenge	50,00 mmol	50,00 mmol	-
Einwaage	8,66 g	3,45 g	12,5 mL
Summenformel	$C_6H_7NO_3S$	$NNaO_2$	HCl
Molmasse [g/mol]	173,19	68,99	36,46
Dichte [g/cm³]	-	-	1,180
CAS-Nr.	121-57-3	7632-00-0	7647-01-0
GHS-Pictogramm			
H-Satz	H315, H317, H319	H272, H301, H319, H400	H290, H314, H335
P-Satz	P280, P305+P351+P338	P220, P273, P301+P310, P305+P351+P338	P280, P303+P361+P353, P305+P351+P338+P310

	2-Naphthol	Natriumhydroxid	Wasser
Stoffmenge	50,00 mmol	100,00 mmol	-
Einwaage	7,21 g	4,00 g	12,5 mL + 22 mL
Summenformel	$C_{10}H_8O$	HONa	H_2O
Molmasse [g/mol]	144,17	40	18,02
Dichte [g/cm³]	-	-	1,000
CAS-Nr.	135-19-3	1310-73-2	7732-18-5
GHS-Pictogramm			-
H-Satz	H302, H332, H400	H290, H314	-
P-Satz	P273	P280, P301+P330+P331, P305+P351+P338, P308+P310	-

Bemerkungen:
Bei der Diazotierung ist darauf zu achten, dass nicht zu viel Nitritlösung zugegeben wird. Selbst bei Einhaltung des Temperaturbereiches und bei äquimolarem Einsatz der Reaktionspartner kann keine vollständige Umsetzung erwartet werden, sodass in jedem Falle von einem Überschuss des Natriumnitrits auszugehen ist. Gegen Ende der Zugabe der Nitritlösung prüft man durch Betüpfeln von Iodidstärkepapier, das sich bei Anwesenheit freier salpetriger Säure blau färbt. Man beendet die Zugabe der Nitritlösung, wenn der Nachweis 5 Minuten nach Unterbrechung des Zutropfens immer noch positiv ausfällt. Überschüssige salpetrige Säure lässt sich durch Zugabe von wenig Harnstoff beseitigen. Nitrose Gase sind hochkarzinogen, weshalb entsprechende Sicherheitsanforderungen (Abzug) notwendig sind.

Durch die Zuhilfenahme der Technik des Aussalzens (**Tipp 14**) zur Gewinnung des Rohproduktes steigt natürlich auch die Masse des Produktes an, wodurch u. U. eine Ausbeute ermittelt wird, die weit über 100 % betragen kann. Das Bestimmen des Schmelzpunktes ergibt wegen des hohen Kochsalz-Gehaltes ebenso keinen Sinn.

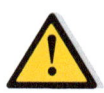

Charakterisierung:
IR (cm^{-1}): 3437, 3060, 1619, 1599, 1569, 1552, 1519, 1452, 1394, 1322, 1256, 1170, 1119, 1032, 1006, 985, 869, 826, 759, 746, 731, 696, 644, 594, 566, 548, 497, 425.

^{1}H-NMR (400 MHz, DMSO-d$_6$): δ (ppm) = 15.83 (1H, s, OH$_{phenol}$), 8.57 (1H, d, 8.4 Hz, H-5), 7.97 (1H, d, 9.2 Hz, H-2$_{naphthyl}$), 7.78-7.83 (1H, m, H-6$_{naphthyl}$), 7.82 (2H, d, 8.8 Hz, H$_{benzensulfonyl}$), 7.74 (2H, d, 8.8 Hz, H$_{benzensulfonyl}$), 7.60-7.66 (1H, td, H-5$_{naphthyl}$), 7.45-7.50 (1H, td, H-4$_{naphthyl}$), 6.93 (1H, d, 9.2 Hz, H-2$_{naphthyl}$).

Literatur:
1. Autorenkollektiv; Organikum: Organisch-chemisches Grundpraktikum, 21. Aufl., WILEY-VCH Verlag GmbH, Weinheim 2001, S. 596-597.

7.4 4-Chlorbenzoesäure

[Reaktionsschema: 4-Aminobenzoesäure (C$_7$H$_7$NO$_2$, M$_r$ = 137,14) → via NaNO$_2$/HCl → Diazoniumsalz (Cl$^-$ $^\oplus$N=N-C$_6$H$_4$-COOH) → via CuSO$_4$, NaCl, Na$_2$SO$_3$, -N$_2$ → 4-Chlorbenzoesäure 7.4. (C$_7$H$_5$ClO$_2$, M$_r$ = 156,57)]

Benötigte Geräte:
250 ml Becherglas, 2000 mL Rundkolben, Magnetrührer, Rückflusskühler, Tropftrichter

Darstellung[1]:
a) Herstellung des Diazoniumsalzes:
In einem 250 mL Becherglas werden 6,86 g 4-Aminobenzoesäure (50,00 mmol) in einem unter Eiskühlung hergestellten Gemisch aus 10 mL konz. Salzsäure und 60 mL Wasser (**Tipp 4**)

so gut es geht gelöst (unter Umständen löst sich die Säure jedoch nicht vollständig). Nach Abkühlung auf 0 °C mittels einer Eis-Kochsalz-Mischung wird unter intensivem Rühren eine Lösung aus 3,45 g Natriumnitrit (50,00 mmol) in 12 mL Wasser langsam durch einen Tropftrichter hinzugetropft. Dabei darf die Temperatur nicht über 5 °C ansteigen, um die Bildung nitroser Gase zu vermeiden. Während der Zugabe löst sich anfangs eventuell nicht gelöste 4-Aminobenzoesäure kontinuierlich unter Bildung des gelblichen Diazoniumions auf.

b) Herstellung von Kupfer(I)chlorid:

In einem 2000 mL Rundkolben werden unter Rühren und Erwärmen (60 °C) 119,70 g Kupfer(II)sulfat (750,00 mmol) und 29,22 g Natriumchlorid (500,00 mmol) in 400 mL Wasser gelöst und langsam mit einer Lösung aus 15,75 g Natriumsulfit (125,00 mmol) in 200 mL Wasser versetzt (Tropftrichter). Nach dem Abkühlen wird von dem ausgefallenen Kupfer(I)chlorid abdekantiert. Der Niederschlag wird zweimal durch Dekantieren mit Wasser gewaschen und anschließend in 200 mL konz. Salzsäure gelöst (**Tipp 4**).

c) Sandmeyer-Reaktion:
Die frisch hergestellte Lösung des Diazoniumsalzes wird unter Rühren und Abkühlung auf 0 °C zügig in die Kupfer(I)chlorid-Lösung eingetragen. Die Geschwindigkeit der Zugabe richtet sich nach dem Grad des Aufschäumens des Reaktionsgemisches. Wird das Ausmaß des Aufschäumens zu stark, muss die Zugabe unterbrochen werden. Nach Beendigung der Zugabe wird die Kühlung entfernt und zur Vervollständigung der Reaktion 1 h bei Raumtemperatur gerührt, der Reaktionskolben mit einem Rückflusskühler bestückt und weitere 30 min auf dem siedenden Wasserbad erhitzt. Hierbei ist eine Stickstofffreisetzung zu beobachten. Das sich abscheidende Rohprodukt wird nach dem Abkühlen filtriert, mit wenig kaltem Wasser (20 mL) gewaschen, aus Wasser umkristallisiert (**Tipp 10**) und im Exsikkator ($CaCl_2$) getrocknet (**Tipp 9**).
Ausbeute: 5,26 g (67,3 %).

Ansatz:

	4-Aminobenzoe-säure	Natriumnitrit	Salzsäure	Wasser
Stoffmenge	50,00 mmol	50,00 mmol	-	-
Einwaage	6,86 g	3,45 g	20 mL + 200 mL	72 mL + 600 mL
Summenformel	$C_7H_7NO_2$	$NNaO_2$	HCl	H_2O
Molmasse [g/mol]	137,14	68,99	36,46	18,02
Dichte [g/cm³]	-	-	1,180	1,000
CAS-Nr.	150-13-0	7632-00-0	7647-01-0	7732-18-5
GHS-Pictogramm				-

	4-Aminobenzoe-säure	Natriumnitrit	Salzsäure	Wasser
H-Satz	H318	H272, H301, H319, H400	H290, H314, H335	-
P-Satz	P280, P305+P351+P338, P313	P220, P273, P301+P310, P305+P351+P338	P280, P303+P361+P353, P305+P351+P338+ P310	-

	Kupfer(II)sulfat	Kupfer(I)chlorid	Natriumchlorid	Natriumsulfit
Stoffmenge	750,00 mmol	wird in situ hergestellt	500,00 mmol	125,00 mmol
Einwaage	119,70 g		29,22 g	15,75 g
Summenformel	CuO_4S	ClCu	ClNa	Na_2O_3S
Molmasse [g/mol]	159,61	99,00	58,44	126,04
Dichte [g/cm³]	-	-	-	-
CAS-Nr.	7758-98-7	7758-89-6	7647-14-5	7647-14-5
GHS-Pictogramm				-
H-Satz	H302, H315, H319, H410	H302, H318, H410	-	-
P-Satz	P273, P501, P305+P351+P338	P264, P273, P280, P305+P351+P338 +P310, P391, P501	-	-

Bemerkungen:
Das Kupfer(I)chlorid wird unmittelbar vor Beginn der Reaktion durch Reduktion von $CuSO_4$ mittels Na_2SO_3 hergestellt. Hierbei wird deshalb in einem großen 2000 mL Rundkolben gearbeitet, weil bei der darauffolgenden Sandmeyer-Reaktion eine starkes Schäumen auftritt, das ein entsprechend zusätzliches Volumen beansprucht.

Charakterisierung:
Schmp.: 238-240 °C (Lit.: 238-240 °C[2], 240-242 °C[3])
IR (cm^{-1}): 2400-3200, 1678, 1590, 1573, 1491, 1422, 1400, 1319, 1304, 1294, 1281, 1238, 1175, 1128, 1110, 1090, 1014, 972, 925, 851, 808, 759, 712, 682, 629, 546, 522, 471.
^{1}H-NMR (400 MHz, DMSO-d$_6$): δ (ppm) = 13.18 (1H, s, COOH), 7.95 (2H, d, 8.8 Hz, H$_{aromat}$), 7.57 (2H, d, 8.8 Hz, H$_{aromat}$).

Literatur:
1. Autorenkollektiv; Organikum: Organisch-chemisches Grundpraktikum, 21. Aufl., WILEY-VCH Verlag GmbH, Weinheim 2001, S. 640-641.
2. P. Berger, A. Bessmernykh, J.-C. Caille und S. Mignonac; Synthesis 3106-3110 (2006).
3. G.W. Ebert, W.L. Juda, R.H. Kosakowski, B. Ma, L. Dong, K.E. Cummings, M.V.B. Phelps, A.E. Mostafa und J. Luo; J. Org. Chem. 70, 4314-4317 (2005).

7.5 (-)-4-Toluensulfonsäure-menthylester
(Edukt für **4.2.**)

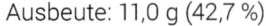

C$_7$H$_7$ClO$_2$S	C$_{10}$H$_{20}$O		C$_{17}$H$_{26}$O$_3$S
M$_r$ = 190,65	M$_r$ = 156,27		M$_r$ = 310,45

7.5.

Benötigte Geräte:
250 mL Dreihalskolben, Tropftrichter, Rückflusskühler, Trockenrohr, Magnetrührer

Darstellung[1]:

In einem 250 mL Dreihalskolben werden 15,82 g 4-Toluensulfonylchlorid (83,00 mmol) und 15,63 g (-)-Menthol (100,00 mmol) in 35 mL Chloroform gelöst und bei 0–3 °C mit 13,5 mL Pyridin (167,00 mmol) unter Ausschluss von Luftfeuchtigkeit tropfenweise versetzt. Nach Beendigung der Zugabe wird 3 h bei gleicher Temperatur gerührt und anschließend ein Gemisch aus 150 g Eis und 25 mL konz. Salzsäure zugegeben (**Tipp 4**). Die organische Phase wird im Scheidetrichter abgetrennt, 3x mit je 50 mL Wasser gewaschen, über Na$_2$SO$_4$ getrocknet (**Tipp 5**), am Rotationsverdampfer eingeengt (**Tipp 6**) und der resultierende, noch nach Menthol riechende Rückstand aus Petrolether umkristallisiert (**Tipp 10**). Die Trocknung erfolgt im Exsikkator (CaCl$_2$, **Tipp 9**).
Ausbeute: 11,0 g (42,7 %).

Ansatz:

	p-Toluensulfonylchlorid	(−)-Menthol	Pyridin	Chloroform
Stoffmenge	83,00 mmol	100,00 mmol	167,00 mmol	-
Einwaage	15,82 g	15,63 g	13,5 mL	35 mL
Summenformel	C$_7$H$_7$ClO$_2$S	C$_{10}$H$_{20}$O	C$_5$H$_5$N	CHCl$_3$

	p-Toluen-sulfonylchlorid	(–)-Menthol	Pyridin	Chloroform
Molmasse [g/mol]	190,65	156,27	79,10	119,38
Dichte [g/cm^3]	-	-	0,983	1,492
CAS-Nr.	98-59-9	2216-51-5	110-86-1	67-66-3
GHS-Pictogramm	⚠️ ☣️	⚠️	🔥 ⚠️	☣️ ☠️
H-Satz	H290, H315, H317, H318	H315, H319	H225, H332, H302, H312, H319, H315	H302, H331, H315, H319, H351, H361d, H336, H372
P-Satz	P280, P302+P352, P313, P305+P351+P338	P302+P352, P305+P351+P338	P210, P280; P305+P351+P338	P261, P281, P305+P351+P338, P311

Bemerkungen:
Bei dem Waschen der Reaktionslösung mit Wasser muss berücksichtigt werden, dass Chloroform wegen seiner höheren Dichte die untere Phase bildet.

Der charakteristische Geruch des Menthols ist ein guter Indikator für die Reinheit des Produktes. In der Regel geht dieser erst nach einem zweiten Umkristallisieren verloren. Sicherheitshalber sollte das Produkt abschließend dünnschichtchromatographisch untersucht werden. In einem Fließmittelgemisch aus Petrolether/Ethylacetat = 4:1 läuft das Edukt erwartungsgemäß weniger hoch (R_F = 0,61) als das Tosylat (R_F = 0,79).

Charakterisierung:
Schmp.: 93 °C (Lit.: 91-97 °C [1])
DC: Petrolether/Ethylacetat = 4:1; R_F = 0,79
IR (cm^{-1}): 2956, 2936, 2870, 2359, 2335, 1599, 1454, 1355, 1292, 1177, 1097, 942, 910, 884, 871, 829, 808, 791, 707, 666, 576, 557, 513, 485, 465.
^{1}H-NMR (400 MHz, CDCl$_3$): δ (ppm) = 7.79 (2H, d, 8.0 Hz, H$_{aromat.}$), 7.32 (2H, d, 8.0 Hz, H$_{aromat.}$), 4.36-4.43 (1H, m, CH-O), 2.44 (3H, s, CH$_{3'toluen}$), 0.88-2.20 (8H, 6m, CH + CH$_{2'cyclohexyl}$), 0.88 (3H, d, 6.4 Hz, CH(C$\underline{H}_3$)$_2$), 0.83 (3H, d, 6.4 Hz, CH(C$\underline{H}_3$)$_2$), 0.52 (3H, d, 6.8 Hz, CHC$\underline{H}_3$).

Literatur:
1. Autorenkollektiv; Organikum: Organisch-chemisches Grundpraktikum, 21. Aufl., WILEY-VCH Verlag GmbH, Weinheim 2001, S. 299-300.

8 Oxidationen und Reduktionen

Oxidations- und Reduktionsreaktionen sind geprägt durch den Übergang von Elektronen von einem auf das andere Molekül. Da die Summe der Elektronen in einer Reaktion gleichbleibt, treten Oxidation und Reduktion immer gepaart auf.

Reaktionsübersicht
Eine Vielzahl von Reaktionen sind als Reduktionen oder Oxidationen zu betrachten, die jeweiligen Mechanismen können sich dabei deutlich voneinander unterscheiden. Eine Einteilung nach Reduktion oder Oxidation erfolgt dabei vor allem auf Grund des Ziels der Reaktion.

Oxidation

Ph–CH$_3$ + MnO$_4^-$ ⟶ Ph–COOH + Mn^{2+}

Oxidation — Reduktion

Reduktion

Cyclohexen + H$_2$ ⟶ Cyclohexan (mit H, H)

Reduktion — Oxidation

Eine Reduktion kann allgemein auch als Wasserstoffaufnahme oder Sauerstoffabgabe beschrieben werden. Analog dazu kann eine Oxidation eine Wasserstoffabgabe bzw. eine Sauerstoffaufnahme sein.

Oxidationsstufe / Substanzklasse	-IV	-III	-II	-I	0
Alkane	CH$_4$	H$_3$C–CH$_3$	H$_2$C(CH$_3$)–CH$_3$	H$_3$C–CH(CH$_3$)–CH$_3$	H$_3$C–C(CH$_3$)(CH$_3$)–CH$_3$
Alkene			H$_2$C=CH$_2$	H(CH$_3$)C=CH	H$_3$C(CH$_3$)C=C(CH$_3$)CH$_3$

8 Oxidationen und Reduktionen

Substanzklasse \ Oxidationsstufe	-IV	-III	-II	-I	0
Alkine				HC≡CH	H₃C-C≡C-CH₃
„N"-Zentriert		R-N(R)-R	HN(R)-NH(R)	R-N=N-R	N₂

Substanzklasse \ Oxidationsstufe	0	+I	+II	+III	+IV
Alkohol	H₃C-CH(OH)-CH₃	(H₃C)₂C(OH)-CH₃			
Carbonyl	H-CHO	H₃C-CHO	H₃C-CO-CH₃	H₃C-COOH	HO-CO-OH
„O"-Derivate	(H₃C)₂CH-OR	(H₃C)₂C(OR)-CH₃	(H₃C)₂C(OR)-OR	H₃C-C≡N	H₂N-CO-NH₂
„N"-Derivate	H₃C-CH₂-NH₂	H₃C-CH=NH	(H₃C)₂C(NR₂)-NR₂	H₃C-C(=NH)-NH₂	H₂N-C(=NH)-NH₂
„N"-Zentriert	N₂	R-N⁺≡N	O=N-R	⁻O-N⁺(=O)-R	

INFO: Katalyse: Katalysatoren beschleunigen oder ermöglichen bestimmte Reaktionen, ohne dabei verbraucht zu werden. Im Bereich der Reduktion werden Nebengruppenelemente genutzt, um elementaren Wasserstoff (H_2) für eine Hydrierung zu aktivieren. Dabei wird durch die Interaktion von H_2 mit dem Nebengruppenelement die Wasserstoffbindung geschwächt und addiert dann über eine *cis*-Addition an eine Mehrfachbindung. Als Nebengruppenelemente werden gerne Platin, Palladium, Nickel, Eisen und weitere verwendet. Häufig werden diese in eine Gitter- oder Netzstruktur eingebunden, um die aktive Oberfläche zu vergrößern.

Als Beispiel sei hier Palladium oder Platin auf Aktivkohle sowie Raney-Nickel genannt. Bei letzterem handelt es sich um eine Nickel-Aluminium-Legierung, die durch Auswaschen der amphoteren Aluminiumionen mit Natronlauge in eine Netzstruktur überführt wird.

8.1 Diphenylmethanol
(Benzhydrol)

8.3.

$C_{13}H_{10}O$
$M_r = 182{,}22$

$C_{13}H_{12}O$
$M_r = 184{,}23$

Benötigte Geräte:
100 mL Rundkolben, Trockenrohr ($CaCl_2$), Magnetrührer

Darstellung[1]:
In einem 100 mL Rundkolben werden 9,11 g Benzophenon (50,00 mmol) in 50 mL Methanol gelöst und unter Rühren portionsweise mit 1,99 g Natriumborhydrid (52,50 mmol) versetzt. Dabei kann die jeweils nächste Portion des Reduktionsmittels unmittelbar nach dem Abklingen des Aufschäumens des Gemisches hinzugefügt werden. Nach der Beendigung der Zu-

gabe wird ein Trockenrohr auf den Kolben gesetzt und 45 min bei Raumtemperatur gerührt. Das Reaktionsgemisch wird mit Wasser (50 mL) versetzt, in einen Scheidetrichter übergeführt und dreimal mit Diethylether (je 50 mL) ausgeschüttelt (**Tipp 11**). Die vereinigte organische Phase wird mit Wasser (2x 50 mL) neutral gewaschen, über Natriumsulfat getrocknet (**Tipp 5**), filtriert und die organischen Lösungsmittel am Rotationsverdampfer abdestilliert (**Tipp 6**). Der resultierende Rückstand wird aus viel Petrolether (ca. 400 mL) umkristallisiert (**Tipp 10**), und im Exsikkator (CaCl$_2$) getrocknet (**Tipp 9**).

Ausbeute: 5,26 g (67,3 %).

Ansatz:

	Benzophenon	Natriumborhydrid	Methanol
Stoffmenge	50,00 mmol	52,50 mmol	-
Einwaage	9,11 g	1,99 g	50,00 mL
Summenformel	C$_{13}$H$_{10}$O	BH$_4$Na	CH$_4$O
Molmasse [g/mol]	182,22	37,83	32,04
Dichte [g/cm³]	-	-	0,791
CAS-Nr.	119-61-9	16940-66-2	67-56-1
GHS-Pictogramm			
H-Satz	H373, H412	H260, H301, H314, H360F, EUH014	H225, H331, H311, H301, H370
P-Satz	P260, P273, P281, P308+P313, P391, P501	P201, P231+P232, P280, P308+P313, P370+P378, P402+P404	P210, P233, P280, P302+P352, P304+P340, P308+P310, P403+P235

Bemerkungen:
Analog lässt sich Dibenzylidenaceton (**6.18.**) zu dem entsprechendem 1,5-Diphenyl-1,4-pentadien-3-ol reduzieren.

Charakterisierung:
Schmp.: 67-68 °C (Lit.: 68 °C [1])
IR (cm^{-1}): 3384, 3083, 3058, 3025, 1597, 1493, 1445, 1393, 1348, 1315, 1287, 1199, 1180, 1078, 1032, 1017, 926, 910, 851, 824, 752, 734, 695, 652, 601, 540, 452, 427, 408.
^{1}H-NMR (400 MHz, DMSO-d$_6$): δ (ppm) = 7.15-7.39 (10H, m, H$_{aromat.}$), 5.87 (1H, d, 4.0 Hz, CH$_{alkyl}$), 5.69 (1H, d, 4.0 Hz, OH).

Literatur:
1. L. Gattermann, T. Wieland; Die Praxis des organischen Chemikers, 43. Aufl., De Gruyter Verlag, Berlin, New York, S. 540 (1982).

8.2 3-(Hydroxymethyl)phenol

(3-(Hydroxymethyl)phenol), Edukt für **2.6.**)

HO–C₆H₄–CHO + NaBH₄ →(CH₃CN / MeOH / RT)→ HO–C₆H₄–CH₂OH

8.4.

| $C_7H_6O_2$ | $NaBH_4$ | $C_7H_8O_2$ |
| $M_r = 122{,}12$ | $M_r = 37{,}83$ | $M_r = 124{,}14$ |

Benötigte Geräte:
2000 mL Dreihalskolben, Magnetrührer, Rückflusskühler mit Trockenrohr ($CaCl_2$)

Darstellung[1]:

In einem 2000 mL Dreihalskolben werden 24,42 g 3-Hydroxybenzaldehyd (200,00 mmol) in einer Mischung aus Methanol und Acetonitril (je 400 mL) gelöst und bei Raumtemperatur portionsweise mit 11,35 g Natriumborhydrid (300,00 mmol) versetzt (Zugabe von jeweils einer Spatelspitze $NaBH_4$ durch den seitlichen Hals, Dauer: mind. 3 h, s. Bemerkungen). Dabei erwärmt sich das Gemisch und die Gasentwicklung tritt ein. Nach Beendigung der Zugabe wird 2-3 h bei Raumtemperatur weitergerührt (DC-Monitoring) und das überschüssige $NaBH_4$ durch Zusatz von 2 M Salzsäure (ca. 75 mL) zersetzt (**Tipp 4**). Der organische Anteil des Lösungsmittelgemisches wird im Vakuum eingedampft (Rotationsverdampfer) und der verbleibende, wässrige Rückstand mit Diethylether (3x 100 mL) extrahiert. Nach Trocknung der vereinigten Etherphasen über Na_2SO_4 (**Tipp 5**) und Eindampfung im Vakuum (Rotationsverdampfer, **Tipp 6**) resultiert ein nahezu farbloses Rohprodukt, das aus Diethylether umkristallisiert (**Tipp 10**) und im Exsikkator ($CaCl_2$) getrocknet wird (**Tipp 9**).

Ausbeute: 22,36 g (90,1 %).

Ansatz:

	3-Hydroxy-benzaldehyd	Natriumborhydrid	Methanol	Acetonitril
Stoffmenge	200,00 mmol	300,00 mmol	-	-
Einwaage	24,42 g	11,35 g	400,00 mL	400,00 mL
Summenformel	$C_7H_6O_2$	BH_4Na	CH_4O	C_2H_3N
Molmasse [g/mol]	122,12	37,83	32,04	41,05
Dichte [g/cm³]	-	-	0,791	0,78
CAS-Nr.	100-83-4	16940-66-2	67-56-1	75-05-8

8 Oxidationen und Reduktionen

	3-Hydroxy-benzaldehyd	Natriumborhydrid	Methanol	Acetonitril
GHS-Pictogramm	❗	🔥☠️⚠️❗	🔥☠️	🔥❗
H-Satz	H315, H319, H335	H260, H301, H314, H360F, EUH014	H225, H331, H311, H301, H370	H225, H302, H312, H319, H332
P-Satz	P261, P305+P351+P338	P201, P231+P232, P280, P308+P313, P370+P378, P402+P404	P210, P233, P280, P302+P352, P304+P340, P308+P310, P403+P235	P210, P280, P305+P351+P338

Bemerkungen:
Da für die $NaBH_4$-Zugabe mindestens drei Stunden beansprucht werden, ist darauf zu achten, dass das $NaBH_4$ in ein verschließbares Gefäß (z. B. Iodzahlkolben mit Hohlglasstopfen) eingewogen wird und nicht länger als nötig der Luftfeuchtigkeit ausgesetzt wird (Vermeidung der Deaktivierung).

Charakterisierung:
Schmp.: 67-69 °C (Lit.: 68-69 °C[2])
DC: Petrolether/Ethylacetat = 2:1; R_F = 0,21
IR (cm^{-1}): 3369, 3062, 2931, 2881, 2733, 1617, 1588, 1483, 1456, 1409, 1334, 1272, 1246, 1214, 1168, 1154, 1089, 1037, 1022, 988, 920, 887, 859, 780, 747, 689, 635, 596, 531, 479, 443, 404.
^{1}H-NMR (400 MHz, DMSO-d_6): δ (ppm) = 9.25 (1H, s, $OH_{phenol.}$), 7.09 (1H, t, 7.6 Hz, H-5), 6.69-6.73 (2H, m, H-2 und H-6), 6.60 (1H, dt, 7.6 Hz + 1.6 Hz, H-4), 5.08 (1H, t, 5.6 Hz, OH_{alkyl}), 4.40 (1H, d, 5.6 Hz, CH_2).

Literatur:
1. In Analogie zu: H. Hellmann und W. Elser; Ann. Chem. *639*, 77-88 (1961).
2. A. Padwa, W.H. Bullock, B.H. Norman und J. Perumattam; J. Org. Chem. *56*, 4252-4259 (1991).

8.3 3-Phenylpropionsäure

6.15.
C_7H_6O
$M_r = 106{,}12$

$C_6H_8O_4$
$M_r = 144{,}04$

8.5.
$C_9H_{10}O_2$
$M_r = 150{,}17$

Benötigte Geräte:
100 mL Rundkolben, Rückflusskühler, Destillationsapparatur

Darstellung[1]:
In einem 100 mL Rundkolben werden 22,4 mL Triethylamin (0,16 mol) unter Eiskühlung langsam zu 15,1 mL Ameisensäure (0,40 mol) getropft (Dauer: 2,5-3 h). Zu dieser Lösung werden 5,30 g Benzaldehyd (50,00 mmol, 5,1 mL) und 7,20 g Meldrumsäure (2,2-Dimethyl-1,3-dioxan-4,6-dion, **6.15.**, 50,00 mmol) gegeben bestückt und 3 h lang mit einem Rückflusskühler, auf 95-100 °C erhitzt. Nach einer Vorkühlung wird das Reaktionsgemisch in 75 mL Eiswasser gegossen (**Tipp 12**). Mit 6 N HCl wird auf pH 1 angesäuert, 1 h auf 100 °C erhitzt und über Nacht in den Kühlschrank gestellt. Der wässrige Überstand wird vom abgeschiedenen Rohprodukt abdekantiert. Der ölige Rückstand wird in Ethylacetat (50 mL) aufgenommen und mit Wasser (3 x 50 mL) gewaschen. Die organische Phase wird über Natriumsulfat getrocknet (**Tipp 5**) und die organischen Lösungsmittel am Rotationsverdampfer abdestilliert (**Tipp 6**). Der ölige Rückstand wird mit Diethylether aufgenommen, filtriert und das erhaltene Filtrat am Rotionsverdampfer bis zum beginnenden Auskristallisieren des Produkts eingeengt. Der weiße kristalline Feststoff wird filtriert und im Exsikkator (CaCl$_2$) getrocknet (**Tipp 9**).
Ausbeute: 3.98 g, (53 %)

Ansatz:

	Benzaldehyd	Triethylamin	Ameisensäure	Meldrumsäure
Stoffmenge	50,00 mmol	160,00 mmol	400,00 mmol	50,00 mmol
Einwaage	5,31 g; 5,1 mL	22,4 mL	15,1 mL	7,20 g
Summenformel	C_7H_6O	$C_6H_{15}N$	CH_2O_2	$C_6H_8O_4$
Molmasse [g/mol]	106,12	101,19	46,03	144,13
Dichte [g/cm³]	1,050	0,728	1,220	-
CAS-Nr.	100-52-7	121-44-8	64-18-6	2033-24-1

	Benzaldehyd	Triethylamin	Ameisensäure	Meldrum-säure
GHS-Pictogramm	⚠	🔥 🧪 ☠	🔥 ☠ 🧪	-
H-Satz	H302, H332, H319, H335	H225, H302, H311+H331, H314, H335	H226, H302, H314, H331, EUH071	-
P-Satz	P280, P301+P310	P210, P280, P303+P361+P353, P304+P340, P310, P305+P351+P338, P403+P233	P210, P280, P303+P361+P353, P304+P340+P310, P305+P351+P338, P403+P233	-

Bemerkungen:
3-Phenylpropionsäure lässt sich in einer intramolekularen Friedel-Crafts-Acylierung zu 1-Indanon zyklisieren.[2] Nach der Originalvorschrift wird die Reaktion in Benzen durchgeführt, dessen Einsatz aufgrund der bedenklichen toxischen Eigenschaften jedoch vermieden werden sollte. Nach der im Organikum dargestellten Variante wird anstelle von Benzen 1,2-Dichlorethan verwendet.[3]

Zur Aktivierung der Carboxylfunktion sollte diese zweckmäßigerweise in ein Säurehalogenid übergeführt werden, z. B. in situ mit Hilfe von Thionylchlorid. Hierbei entstehen jedoch reaktive Abfallprodukte (Chlorwasserstoff, Schwefeldioxid), deren Handhabung besondere Aufmerksamkeit erfordert. Kangani et al.[4] berichten über die Verwendung eines 2,4,6-Trichlor-1,3,5-triazin/AlCl$_3$/Pyridin-Gemisches in Dichlormethan, das den Vorteil einer schonenden Reaktionsführung unter gleichzeitigem Puffern des freigesetzten Chlorwasserstoffs bieten soll.

Charakterisierung:
Schmp.: 43 °C (Lit.: 46 °C [3])
IR (cm^{-1}): 2500-3100, 1693, 1601, 1496, 1452, 1426, 1406, 1357, 1300, 1216, 1156, 1082, 1046, 1028, 1000, 928, 785, 754, 723, 699, 560, 531, 464.
^{1}H-NMR (400 MHz, DMSO-d$_6$): δ (ppm) = 12.11 (1H, s, verbr., COOH), 7.22-7.27 (5H, m, H$_{aromat.}$), 2.81 (2H, t, 7.6 Hz, CH$_2$-COOH), 2.52 (2H, t, 7.6 Hz, Ph-CH$_2$).

Literatur:
1. G. Tóth und K.E. Kövér; Synth. Commun. *25*, 3067-3074 (1995).
2. L. Gattermann, T. Wieland; Die Praxis des organischen Chemikers, 43. Aufl., De Gruyter Verlag, Berlin, New York, S. 261 (1982).
3. A. Schmidt und C. Stark; Org. Lett. *13*, 4164-4167 (2011).
4. C.O. Kangani und B.W. Day; Org. Lett. *10*, 2645-2648 (2008).

9 Umlagerungsreaktionen

Umlagerungen sind Reaktionen, bei denen es durch intramolekulare Wanderung von Resten zu einer Neuordnung der Konnektivität kommt. Bei einer Umlagerung wird die Anzahl der Atome nicht beeinflusst, nur Art und Position der Verknüpfung werden geändert. Die Summenformel der Verbindung bleibt somit dieselbe und die Konstitutionsformel ändert sich; es entstehen Konstitutionsisomere.

> **INFO: Stereochemie:** Betrachtet man die Struktur eines Moleküls, so lässt sich diese mit unterschiedlicher Genauigkeit beschreiben. Die Summenformel gibt lediglich die Art und Anzahl der Atome an.
>
> Die *Konstitutionsformel* zeigt darüber hinaus wie die Atome miteinander verknüpft sind. Die Aussagekraft der Summenformel wird um die Information über Art und Lage der Bindungen erweitert. Gibt man die *Konfiguration* der Verbindung an, so betrachtet man die Lage der Atome im dreidimensionalem Raum. Dabei wird die Drehbarkeit von Einfachbindungen nicht berücksichtigt. Diese Aussage meint, dass man Verbindungen, die durch Drehung um eine Einfachbindung ineinander überführt werden können, als „gleich" betrachtet; sie haben dieselbe Konfiguration. Hier können u. a. Verbindungen mit unterschiedlicher Händigkeit als Bild und Spiegelbild unterschieden werden (Enantiomere). Verschiedene Konfigurationsbeschreibungen sind für unterschiedliche Substanzklassen typisch (R/S, D/L, M/P, α/β).
>
> Die *Konformation* dagegen legt für jedes Atom eine exakte Lage im Raum fest. Jedes Atom ist durch eine x-, y- und z-Koordinate festgelegt. Damit ist die Konformation die Beschreibung mit dem größten Informationsgehalt.
>
> **Wichtig:** Keine der Beschreibungen ist grundsätzlich falsch, sie unterscheiden sich aber in ihrem Informationsgehalt. Welche Beschreibung, also welche Information dargestellt werden soll, muss in jedem Fall einzeln entschieden werden.

Summenformel	Konstitution	Konfiguration	Konformation
$C_6H_{13}N$			

9 Umlagerungsreaktionen

Umlagerungen werden nach der Position des wandernden Restes vor und nach der Umlagerung charakterisiert. Eine [1,2]-Umlagerung ist demnach eine Reaktion, bei der die Positionen des Bindungsatoms vor und nach der Umlagerung benachbart sind. Häufig werden bei Umlagerungsreaktionen Zwischenstufen/Übergangszustände durchlaufen, diese können carbokationisch, carbanionisch, radikalisch oder cyclisch sein.

9.1 Benzilsäure

(Hydroxydiphenylessigsäure)

$C_{14}H_{10}O_2$
$M_r = 210{,}23$

9.1.
$C_{14}H_{12}O_3$
$M_r = 228{,}24$

Benötigte Geräte:
100 mL Rundkolben, Rückflusskühler, Wasserbad, 250 mL Dreihalskolben, Magnetrührer

Darstellung[1]:
In einem 100 mL Rundkolben werden 10,51 g Benzil (Diphenylgyoxal, Diphenylethandion, 50,00 mmol) in 30 mL Ethanol vorgelegt, mit einer Lösung aus 10,55 g Kaliumhydroxid (188,00 mmol) in 20 mL Wasser versetzt und 10 Minuten zum Sieden erhitzt. Nach dem Ab-

kühlen wird der entstandene Kristallbrei (Kaliumsalz) abgesaugt, mit wenig Ethanol gewaschen und mit 50 mL Wasser aufgenommen. Der nach einem 2-minütigem Rühren (Glasstab) nicht in Lösung gegangene Feststoff wird durch Filtration abgetrennt. Das Filtrat wird in einen 250 mL Dreihalskolben mit Rückflusskühler übergeführt und auf einen Seitenhals ein Tropftrichter aufgesetzt. Durch vorsichtige Zugabe von verdünnter Schwefelsäure aus dem Tropftrichter wird das Produkt in der Siedehitze gefällt (**Tipp 4**, pH-Kontrolle). Aus der noch heißen Lösung wird das Produkt filtriert (**Tipp 15**), mit heißem Wasser gewaschen und aus viel heißem Wasser umkristallisiert (**Tipp 10**). Nach Trocknung im Exsikkator (CaCl$_2$, **Tipp 9**) erhält man feine farblose Nadeln in einer Ausbeute von 7,90 g (69,3 %).

Ansatz:

	Benzil	Kaliumhydroxid	Ethanol	Wasser
Stoffmenge	50,00 mmol	188,00 mmol	-	-
Einwaage	10,51 g	10,55 g	30 mL	20 mL
Summenformel	$C_{14}H_{10}O_2$	HKO	C_2H_6O	H_2O
Molmasse [g/mol]	210,23	56,11	46,07	18,02
Dichte [g/cm³]	-	-	0,790	1,000
CAS-Nr.	134-81-6	1310-58-3	64-17-5	7732-18-5
GHS-Pictogramm	⚠	⚠⚠	🔥⚠	-
H-Satz	H315, H319, H335	H314, H302, H290	H225, H319	-
P-Satz	P261, P305+P351+P338	P280, P301+P330+P331, P305+P351+P338, P308+P310	P210, P240, P305+P351+P338, P403+P233	-

Bemerkungen:
Während der Zugabe der Schwefelsäure zu dem siedenden Gemisch ist höchste Vorsicht geboten, da hier die große Gefahr von Siedeverzügen besteht. Das Rühren sollte hier kontinuierlich mit Hilfe eines Magnetrührers erfolgen. Dieser Schritt ist sicherheitshalber unter dem Abzug durchzuführen. Durch die pH-Kontrolle sollte man sich vergewissern, dass die Lösung ausreichend angesäuert wurde (pH 1-2). Das Umkristallisieren sollte in einem 800 mL Becherglas erfolgen, da hierfür viel Wasser benötigt wird.

Charakterisierung:
Schmp.: 147,2 °C (Lit.: 150 °C [1]).
IR (cm^{-1}): 3389, 2400-3100, 1714, 1600, 1494, 1447, 1341, 1242, 1198, 1174, 1090, 1051, 1032, 1005, 979, 923, 896, 844, 772, 761, 740, 696, 661, 625, 591, 525, 501, 471.
^{1}H-NMR (400 MHz, DMSO-d$_3$): δ (ppm) = 13.19 (1H, s, verbr., COOH), 7.25-7.40 (2H, m, H$_{aromat.}$), 6.34 (1H, s, verbr., OH).

9.2 Anthranilsäure

Phthalimid + Br$_2$ $\xrightarrow[20 - 80\ °C]{\text{NaOH}}$ Anthranilsäure

9.2.

C$_8$H$_5$NO$_2$ C$_7$H$_7$NO$_2$
M_r = 147,13 M_r = 159,81 M_r = 137,14

Benötigte Geräte:
100 ml Rundkolben, Eisbad, Septum, Spritze

Darstellung[1]**:**

1. Darstellung der Hypobromitlösung:
Unter Eiskühlung werden 0,61 mL (12 mmol) Brom tropfenweise zu einer Lösung aus 4,8 g (120 mmol) Natriumhydroxid in 20 mL Wasser zugegeben (Dauer ca. 10 min). Die entstehende Lösung ist farblos bzw. leicht gelblich.

2. Darstellung der Anthranilsäure
1,47 g Phthalimid (10 mmol) und 1,20 g Natriumhydroxid (30 mmol) werden in 30 mL Wasser gelöst. Die Lösung wird langsam bei -5 °C unter Rühren zu der frisch hergestellten Hypobromitlösung tropfenweise gegeben, wobei die Innentemperatur 40 °C nicht überschreiten sollte. Nach vollständiger Zugabe wird langsam auf Raumtemperatur erwärmt und das Reaktionsgemisch über Nacht gerührt. Es wird 0,2 g (1,6 mmol) Natriumsulfit hinzugegeben und unter Kühlung mit konz. Salzsäure auf pH 1-2 angesäuert (**Tipp 2**). Der entstandene schwarze Niederschlag wird abfiltriert und die resultierende orangefarbene Lösung mit gesättigter Natriumhydrogencarbonat-Lösung auf pH 4-5 eingestellt. Es wird mit Dichlormethan (3 x 30 mL) extrahiert. Die vereinigten organischen Phasen werden über Natriumsulfat getrocknet (**Tipp 5**) im Vakuum eingedampft (Rotationsverdampfer, **Tipp 6**) und aus Wasser umkristallisiert (**Tipp 10**). Der gelbliche Feststoff wird abfiltriert und im Exsikkator über CaCl$_2$ getrocknet (**Tipp 9**).
    Ausbeute: 1,05 g (76,6 %).

Ansatz:

	Brom	Natriumhydroxid	Phthalimid	Natriumsulfit
Stoffmenge	12,0 mmol	150,0 mmol	10,0 mmol	1,6 mmol
Einwaage	0,61 mL	6,0 g	1,47 g	0,2 g
Summenformel	Br_2	NaOH	$C_8H_5NO_2$	Na_2SO_3
Molmasse [g/mol]	159,81	40,00	147,13	126,04
Dichte [g/cm³]	3,12	-	-	-
CAS-Nr.	7726-95-6	1310-73-2	85-41-6	7757-83-7
GHS-Pictogramm	☠, 🌫, 🐟	🌫	-	-
H-Satz	H314, H330, H400	H290, H314	-	-
P-Satz	P210, P273, P304+P340, P305+P351+P338, P308+P310, P403+P233	P280, P301+P330+P331, P305+P351+P338, P308+P310	-	-

Charakterisierung:

Schmp.: 143,7 °C, (Lit.: 146-148 °C)

^{1}H NMR (300 MHz, DMSO-d6) δ 8,56 (2H, s, verbr., NH_2), 7.69 (1H, dd, J = 8.0, 1.7 Hz, $H_{aromat.}$), 7.22 (1H, ddd, J = 8.5, 7.0, 1.7 Hz, $H_{aromat.}$), 6.73 (1H, dd, J = 8.5, 1.2 Hz, $H_{aromat.}$), 6.50 (1H, ddd, J = 8.0, 7.0, 1.2 Hz, $H_{aromat.}$).

Literatur:

1. Autorenkollektiv; Organikum: Organisch-chemisches Grundpraktikum, 21. Aufl., WILEY-VCH Verlag GmbH, Weinheim 2001, S. 671.

9.3 *N*-(4-Hydroxyphenyl)acetamid

(Paracetamol)

6.12.
$C_8H_9NO_2$
$M_r = 151{,}16$

9.3.
$C_8H_9NO_2$
$M_r = 151{,}16$

Benötigte Geräte:
250 mL Rundkolben, Tropftrichter, Rührfisch, Magnetrührer, Rückflusskühler.

Darstellung[1]:
In einem 250 mL Rundkolben werden 9,15 g (50,00 mmol) 2,4,6-Trichlor-1,3,5-triazin in 20 mL DMF suspendiert und bis zum vollständigen Erstarren der zunehmend viskoser werdenden Mischung gerührt (Dauer: ca. 1,5 h, s. Bemerkungen). Nach dem Aufsetzen eines 100 mL Tropftrichters wird durch diesen eine Lösung aus 7,56 g (50,00 mmol) 4'-Hydroxyacetophenonoxim (**6.20.**) in 80 mL DMF zügig zugetropft (Dauer: ca. 30 min). Dabei geht die viskose Paste kontinuierlich in eine orangefarbene Lösung über, aus der während eines 6-8 stündigen Rührens ein farbloser Feststoff ausfällt. Nach Zusatz von 100 mL Wasser geht dieser wieder in Lösung, diese wird mit Ethylacetat (2x 100 mL) ausgeschüttelt (**Tipp 11**). Die vereinigte organische Phase wird über Na_2SO_4 getrocknet, im Teilvakuum eingedampft (Rotationsverdampfer, Wasserbadtemperatur: 65 °C, s. Bemerkungen, **Tipp 6**) und aus Wasser umkristallisiert (**Tipp 10**). Es resultieren farblose Nadeln, die filtriert und im Exsikkator über $CaCl_2$ getrocknet werden (**Tipp 9**).

Ausbeute: 2,35 g (31,0 %).

Ansatz:

	4'-Hydroxyaceto-phenonoxim	2,4,6-Trichlor-1,3,5-triazin	Dimethylformamid
Stoffmenge	50,0 mmol	50,0 mmol	-
Einwaage	7,56 g	9,15 g	400,00 mL
Summenformel	$C_8H_9NO_2$	$C_3N_3Cl_3$	C_3H_7NO
Molmasse [g/mol]	151,16	184,40	73,10
Dichte [g/cm³]	-	-	0,95

	4'-Hydroxyaceto-phenonoxim	2,4,6-Trichlor-1,3,5-triazin	Dimethylformamid
CAS-Nr.	613-91-2	108-77-0	68-12-2
GHS-Pictogramm			
H-Satz	H302, H318	H302, H314, H317, H330, H335	H226, H312+H332, H319, H360D
P-Satz	P280, P301+P312+P330, P305+P351+310	P260, P280, P301+312+P330, P303+P361+353, P304+P340+310, P305+P351+P338 P402+P404	P201, P210, P261, P280, P308+313, P370+P378

Bemerkungen:
Bei der Durchführung sollte darauf geachtet werden, dass dem DMF genügend Zeit gegeben wird, mit dem 2,4,6-Trichlor-1,3,5-triazin zu reagieren, bevor das Oxim zugesetzt wird.

Beim Ausschütteln mit Ethylacetat geht auch das hochsiedende DMF in die organische Phase über und erschwert das Eindampfen der organische Phase am Rotationsverdampfer. Man sollte deshalb eine höhere Wasserbadtemperatur (65 °C) wählen.

Paracetamol wird üblicherweise durch N-Acetylierung von 4-Aminophenol (s. **6.7.**)[2] dargestellt, ist aber auch im Sinne einer Beckmann-Umlagerung[3] zugänglich, in der das Ketoxim (**6.20.**[4]) von 4'-Hydroxyacetophenon[5] reagiert. De Luca et al.[1] setzen das Oxim unter sehr milden Bedingungen (2,4,6-Trichlor-1,3,5-triazin, DMF, Raumtemperatur) um. Hierbei reagiert 2,4,6-Trichlor-1,3,5-triazin zunächst mit dem DMF unter Ausbildung eines Kations, das im zweiten Schritt vom Oxim-Sauerstoffatom nucleophil angegriffen wird. Daraus resultiert eine stärkere Polarisierung der Oximgruppe, die die Umlagerung des Phenylringes vom Kohlenstoffatom zum nun positiver polarisierten Stickstoffatom begünstigt.

Paracetamol ist ein schmerzstillender und fiebersenkender Arzneistoff aus der Gruppe der nichtopioiden Analgetika.

Charakterisierung:
Schmp.: 165,7 °C (Lit.:167-168 °C)
DC: Petrolether/Ethylacetat = 1:1; R_F = 0,12
IR (cm^{-1}): 3320, 3156, 1650, 1609, 1561, 1504, 1435, 1370, 1326, 1257, 1225, 1171, 1107, 1014, 968, 857, 836, 807, 796, 713, 682, 625, 603, 517, 502, 464, 413.
^{1}H-NMR (200 MHz, DMSO-d$_6$): δ (ppm) = 9.65 (1H, s, OH), 9.12 (1H, s, NH), 7.35 (2H, d, 8.5 Hz, H$_{aromat.}$), 6.69 (2H, d, 8.5 Hz, H$_{aromat.}$), 1.97 (3H, s, CH$_3$).

Literatur:
1. L. De Luca, G. Giacomelli und A. Porcheddu; J. Org. Chem. *67*, 6272-6274 (2002).
2. Th. Eicher und H.J. Roth; Synthese, Gewinnung und Charakterisierung von Arzneistoffen. Georg Thieme Verlag, Stuttgart 1986, S. 35.
3. R. Brückner; Reaktionsmechanismen, S. 623, 3. Aufl., Spektrum Verlag, Berlin, Heidelberg (2007).
4. I. Damljanovic, M. Vukicevic und R.D. Vukicevic; Monatsh. Chem. *137*, 301-305 (2006).
5. R.K. Lota, S. Dhanani, C.P. Owen und S. Ahmed; Bioorg. Med. Chem. Lett. *16*, 4519-4522 (2006).

10 Umpolungsreaktionen

Umpolung bezeichnet in der organischen Chemie das Umkehren der Polarität und damit der Reaktivität eines Atoms. Die Umpolung findet vor allem bei der Bildung neuer C-C-Bindungen Anwendung. Bekannte Beispiele sind die Corey-Seebach-Reaktion, die Malonatdiester-Deprotonierung sowie die Gruppe der Grignard-Reaktionen.

> **INFO: Retrosynthese:** Unter Retrosynthese versteht man das gedankliche Zerlegen einer Verbindung in mögliche Edukte, um eine effektive Syntheseroute planen zu können. Es handelt sich hierbei formal um eine Rückwärts-Reaktion. Dabei bedient man sich vor allem zweier Konzepte: Der *functional group interconversion* (FGI), also dem Verwandeln einer funktionellen Gruppe in eine andere, und der *disconnection* (DIS), der Spaltung einer Bindung. Anstelle des Reaktionspfeils verwendet man einen Retrosynthese-Pfeil:
>
> Synthese   Retrosynthese
>
> Dabei entstehen aus dem Produkt sogenannte Synthone, Molekülfragmente, die anzeigen welche Funktionalitäten bei der Bindungsbildung notwendig sind. Diese müssen dann in reale Edukte „übersetzt" werden.
>
> Zum Teil enstehen dabei Synthone mit gleicher Polarität, die so nicht miteinander reagieren können. Eine Umpolung kann hier hilfreich sein, die erforderlichen Edukte mit den notwendigen Reaktivitäten zu generieren.

Mit der korrekten Stereochemie, die mit der oben abgebildeten Synthesesequenz nicht erhalten werden kann bzw. nur in racemischer Form erhalten wird, entspräche das (1*R*, 2*S*)-2-(Methylamino)-1-phenylpropanol dem natürlich vorkommenden Alkaloid Ephedrin.

10 Umpolungsreaktionen

Reaktionsübersicht

Vergleiche Corey-Seebach-Reaktion

Deprotonierung von Malonat-Diestern

Synthese von Grignard-Verbindungen

Allen Reaktionen gemeinsam ist die Umwandlung eines elektronenarmen, positiv polarisierten Kohlenstoffatoms in ein elektronenreiches Carbanion. Ein Elektrophil wird in ein Nukleophil umgepolt.

10.1 Diphenylmethanol

(Benzhydrol)

C₆H₅-Br + Mg →(Et₂O, 0 °C)→ C₆H₅-MgBr

C₆H₅Br
M_r = 157,01

M_r = 24,31

C₆H₅-CHO + C₆H₅-MgBr →(Et₂O, 40 °C)→ (C₆H₅)₂CH-OH

C₇H₆O
M_r = 106,12

10.1.
C₁₃H₁₂O
M_r = 184,23

Benötigte Geräte:
250 mL Dreihalskolben, Rückflusskühler, Trockenrohr (CaCl₂), Tropftrichter, Magnetrührer, Ölbad

Darstellung[1]:
Für die reibungslose Durchführung einer Grignard-Reaktion ist dringend zu empfehlen, eigens für diesen Zweck hergestellte Magnesium-Späne mit der geeigneten Körnung zu verwenden.

In einem mit Tropftrichter und Rückflusskühler (mit CaCl₂-Trockenrohr) bestückten 250 mL Dreihalskolben werden 1,58 g Magnesiumspäne (65,00 mmol) zunächst mit 2-3 Iodkristallen versetzt, 10 Minuten stehengelassen und mit 10 mL absolutem Diethylether versetzt. Dazu werden 0,5 mL Brombenzen in einer Portion gegeben. Sobald das mitunter heftig eintretende Sieden, das das Anspringen der Reaktion signalisiert, etwas nachgelassen hat, sollte die Reaktionswärme durch tropfenweise Zugabe des restlichen, in 20 mL absolutem Diethylether gelösten Brombenzens aufrecht erhalten werden. Bei zu starker Wärmeentwicklung sollte die Zugabe unterbrochen und ggf. gekühlt werden. Nach Beendigung der Zugabe wird so lange bis zum Sieden erhitzt, bis die Magnesiumspäne vollständig in Lösung gegangen sind (Ölbad sollte auf 45 °C vorgeheizt werden).

Das Gemisch wird mittels eines Eisbades abgekühlt und tropfenweise mit einer Lösung aus 5,31 g Benzaldehyd (5,1 mL, 50,00 mmol) in 5 mL absolutem Diethylether versetzt. Nach Beendigung der Zugabe wird erneut 30 min unter Rückfluss erhitzt und abgekühlt. Durch Zusatz von ca. 15 g Eis und so viel eisgekühlter, halbkonzentrierter Salzsäure (**Tipp 4**), wie zum Lösen des gebildeten Niederschlages erforderlich ist (ca. 10 mL), wird das Reaktionsgemisch hydrolysiert. Nach der Phasentrennung wird die wässrige Phase mit Diethylether (2x 20 mL)

ausgeschüttelt (Tipp 11) und die vereinigte organische Phase zunächst mit verdünnter Natriumcarbonat-Lösung (1 g in 5 mL Wasser) sowie Wasser (10 mL) ausgeschüttelt, über Natriumsulfat getrocknet (Tipp 5). Das Filtrat wird am Rotationsverdampfer eingeengt (Tipp 6) und der resultierende Rückstand aus Petrolether (bis zu 400 mL) umkristallisiert (Tipp 10). Es resultieren farblose Nadeln, die im Exsikkator ($CaCl_2$) getrocknet werden (Tipp 9).

Ausbeute: 2,10 g (22,8 %).

Ansatz:

	Brombenzen	Magnesium	Benzaldehyd	Diethylether, wasserfrei
Stoffmenge	65,00 mmol	65,00 mmol	50,00 mmol	-
Einwaage	10,20 g; 6,8 mL	1,58 g	5,31 g; 5,1 mL	35 mL
Summenformel	C_6H_5Br	Mg	C_7H_6O	$C_4H_{10}O$
Molmasse [g/mol]	157,01	24,31	106,12	74,12
Dichte [g/cm³]	1,491	-	1,050	0,714
CAS-Nr.	108-86-1	7439-95-4	100-52-7	60-29-7
GHS-Pictogramm	🔥 ❗ 🌿	🔥	❗	🔥 ❗
H-Satz	H226, H315, H411	H250, H260	H302, H332, H319, H335	H224, 302, H336, EUH019, EUH066
P-Satz	P210, P273, P302+P352	P222, P223, P231+P232, P370+P378, P422	P280, P301+P310	P210, P240, P403+P235

Bemerkungen:
Die Magnesiumspäne lösen sich nur scheinbar auf. Tatsächlich reagiert das in Diethylether unlösliche Metall mit dem Brombenzen zu einer metallorganischen Verbindung, die in dem gewählten Lösungsmittel löslich ist und durch die Ethersauerstoffatome stabilisiert wird.

Charakterisierung:
Schmp.: 67-68 °C (Lit.: 68 °C [1])
IR (cm⁻¹): 3384, 3083, 3058, 3025, 1597, 1493, 1445, 1393, 1348, 1315, 1287, 1199, 1180, 1078, 1032, 1017, 926, 910, 851, 824, 752, 734, 695, 652, 601, 540, 452, 427, 408.
¹H-NMR (400 MHz, DMSO-d_6): δ (ppm) = 7.15-7.39 (10H, m, $H_{aromat.}$), 5.87 (1H, d, 4.0 Hz, CH_{alkyl}), 5.69 (1H, d, 4.0 Hz, OH).

10.2 Triphenylmethanol

(Triphenylcarbinol)

C_6H_5Br + Mg $\xrightarrow{Et_2O}$ C$_6$H$_5$MgBr

C_6H_5Br
$M_r = 157{,}01$

$M_r = 24{,}31$

Variante A:

Benzophenon + Phenylmagnesiumbromid → Triphenylmethanol

$C_{13}H_{10}O$
$M_r = 182{,}22$

Variante B:

Benzoesäureethylester + 2 Phenylmagnesiumbromid $\xrightarrow{Et_2O}$ Triphenylmethanol

6.3.
$C_9H_{10}O_2$
$M_r = 150{,}17$

10.2.
$C_{19}H_{16}O$
$M_r = 260{,}33$

Benötigte Geräte:
250 mL Dreihalskolben, Rückflusskühler, Trockenrohr (CaCl$_2$), Tropftrichter, Magnetrührer, Ölbad

Literatur:
1. L. Gattermann, T. Wieland; Die Praxis des organischen Chemikers, 43. Aufl., De Gruyter Verlag, Berlin, New York, S. 432-433 (1982).

10 Umpolungsreaktionen

Darstellung:

Für die reibungslose Durchführung einer Grignard-Reaktion ist dringend zu empfehlen, eigens für diesen Zweck hergestellte Magnesium-Späne mit der geeigneten Körnung zu verwenden.

Variante A, Verwendung von Benzophenon[1]:
In einem mit Rückflusskühler (mit $CaCl_2$-Trockenrohr) und Tropftrichter ausgestatteten 250 mL Rundkolben werden 1,53 g Magnesiumspäne (62,50 mmol) zunächst mit 2-3 Iodkristallen versetzt, 10 Minuten stehengelassen und mit 20 mL absolutem Diethylether (d. h. wasserfrei) versetzt. Dazu werden 0,5 mL Brombenzen in einer Portion gegeben. Sobald das mitunter heftig eintretende Sieden, das das Anspringen der Reaktion signalisiert, etwas nachgelassen hat, sollte die Reaktionswärme durch tropfenweise Zugabe des restlichen, in 40 mL absolutem Diethylether gelösten Brombenzens aufrecht erhalten werden. Bei zu starker Wärmeentwicklung sollte die Zugabe unterbrochen und ggf. gekühlt werden. Nach Beendigung der Zugabe wird so lange bis zum Sieden erhitzt, bis die Magnesiumspäne scheinbar vollständig in Lösung gegangen sind (Ölbad sollte auf 45 °C vorgeheizt werden).

Das Gemisch wird mittels eines Eisbades abgekühlt und tropfenweise mit einer Lösung aus 9,11 g Benzophenon (50,00 mmol) in 50 mL absolutem Diethylether versetzt. Nach Beendigung der Zugabe wird erneut 30 min unter Rückfluss erhitzt. Ein anfänglich aus dem braun-gefärbten Gemisch ausgefallener Niederschlag löst sich dabei wieder auf. Nach dem Abkühlen wird das Reaktionsgemisch durch Zusatz von ca. 12,5 g Eis und ca. 12,5 g eisgekühlter, halbkonzentrierter Salzsäure hydrolysiert (**Tipp 4**). Nach der Phasentrennung wird die wässrige Phase mit Diethylether (2x 20 mL) ausgeschüttelt (**Tipp 11**) und die vereinigte organische Phase zunächst mit gesättigter Natriumhydrogencarbonat-Lösung (20 ml) sowie Wasser (10 mL) ausgeschüttelt und über Natriumsulfat getrocknet (**Tipp 5**). Das Filtrat wird am Rotationsverdampfer eingeengt (**Tipp 6**), der resultierende Rückstand aus n-Propranol umkristallisiert (**Tipp 10**) und im Exsikkator ($CaCl_2$) getrocknet (**Tipp 9**). Es resultieren gelbliche Nadeln.

Ausbeute: 1,49 g (11,5 %).

Ansatz:

	Brombenzen	Magnesium	Benzophenon	Diethylether, wasserfrei
Stoffmenge	62,50 mmol	62,50 mmol	50,00 mmol	-
Einwaage	9,81 g; 6,6 mL	1,53 g	9,11 g	110 mL
Summenformel	C_6H_5Br	Mg	$C_{13}H_{10}O$	$C_4H_{10}O$
Molmasse [g/mol]	157,01	24,31	182,22	74,12
Dichte [g/cm³]	1,491	-	-	0,714
CAS-Nr.	108-86-1	7439-95-4	119-61-9	60-29-7

GHS-Pictogramm	Brombenzen	Magnesium	Benzophenon	Diethylether, wasserfrei
H-Satz	H226, H315, H411	H250, H260	H373, H412	H224, 302, H336, EUH019, EUH066
P-Satz	P210, P273, P302+P352	P222, P223, P231+P232, P370+P378, P422	P260, P273, P281, P308+P313, P391, P501	P210, P240, P403+P235

Variante B, Verwendung von Benzoesäureethylester[1] (**6.3.**):
In einem mit Rückflusskühler (mit $CaCl_2$-Trockenrohr) und Tropftrichter ausgestatteten 250 mL Rundkolben werden 3,04 g Magnesiumspäne (125,00 mmol) zunächst mit 2-3 Iodkristallen versetzt, 10 Minuten stehengelassen und mit 20 mL absolutem Diethylether versetzt. Dazu wird 1 mL Brombenzen in einer Portion gegeben. Sobald das mitunter heftig eintretende Sieden, das das Anspringen der Reaktion signalisiert, etwas nachgelassen hat, sollte die Reaktionswärme durch tropfenweise Zugabe des restlichen, in 100 mL absolutem Diethylether gelösten Brombenzens aufrecht erhalten werden. Bei zu starker Wärmeentwicklung muss die Zugabe unterbrochen und ggf. gekühlt werden. Nach Beendigung der Zugabe wird so lange bis zum Sieden erhitzt, bis die Magnesiumspäne scheinbar vollständig in Lösung gegangen ist (Ölbad sollte auf 45 °C vorgeheizt werden).

Das Gemisch wird mittels eines Eisbades abgekühlt und tropfenweise mit einer Lösung aus 7,51 g Benzoesäureethylester (**6.3.**, 50,00 mmol) in 50 mL absolutem Diethylether versetzt. Im Verlaufe der Zugabe fällt ein weißer Niederschlag aus der rot gefärbten Lösung aus. Das Reaktionsgemisch wird 30 min unter Rückfluss gerührt und nach dem Abkühlen in ein 800 mL Becherglas übergeführt. Die Hydrolyse erfolgt durch Zusatz von ca. 75 g Eis und gerade so viel eisgekühlter, 10 %-iger Schwefelsäure (ca. 125 mL), wie zum vollständigen Lösen des Niederschlages erforderlich ist. Nach der Phasentrennung wird die wässrige Phase mit Diethylether (2x 60 mL) ausgeschüttelt (**Tipp 11**) und die vereinigte organische Phase mit Wasser (100 mL) ausgeschüttelt und über Natriumsulfat getrocknet (**Tipp 5**). Das Filtrat wird am Rotationsverdampfer eingeengt (**Tipp 6**) und der resultierende Rückstand aus wenig Ethanol umkristallisiert (**Tipp 10**). Es resultieren gelbliche Nadeln, die im Exsikkator ($CaCl_2$) getrocknet werden (**Tipp 9**).

Ausbeute: 4,94 g (37,7 %).

Ansatz:

	Brombenzen	Magnesium	Benzoesäure-ethylester	Diethylether, wasserfrei
Stoffmenge	125,00 mmol	125,00 mmol	50,00 mmol	-
Einwaage	19,63 g	3,04 g	7,51 g	170 mL
Summenformel	C_6H_5Br	Mg	$C_9H_{10}O_2$	$C_4H_{10}O$
Molmasse [g/mol]	157,01	24,31	150,17	74,12
Dichte [g/cm³]	1,491	-	1,045	0,714
CAS-Nr.	108-86-1	7439-95-4	93-89-0	60-29-7
GHS-Pictogramm	🔥 ❗ 🌿	🔥	❗	🔥 ❗
H-Satz	H226, H315, H411	H250, H260	H315, H319	H224, 302, H336, EUH019, EUH066
P-Satz	P210, P273, P302+P352	P222, P223, P231+P232, P370+P378, P422	P280, P305+P351+P338, P362, P321, P332+P313, P337+P313	P210, P240, P403+P235

Bemerkungen:
Es wird empfohlen, einen Vergleich der beiden alternativen Methoden hinsichtlich des Bedarfs an Chemikalien, der Ausbeuten sowie des Arbeitsaufwands durchzuführen.
Die Magnesiumspäne lösen sich nur scheinbar auf (s. Bemerkungen **10.1.**).

Charakterisierung:
Schmp.: 158-164 °C
IR (cm^{-1}): 3469, 3061, 1597, 1489, 1444, 1329, 1274, 1180, 1156, 1030, 1009, 931, 913, 889, 756, 695, 637, 582, 511, 448.
^{1}H-NMR (400 MHz, DMSO-d$_6$): δ (ppm) = 7.19-7.32 (15H, m, H$_{aromat.}$), 6.44 (1H, s, OH).

Literatur:
1. Th. Eicher und H.J. Roth; Synthese, Gewinnung und Charakterisierung von Arzneistoffen. Georg Thieme Verlag, Stuttgart 1986, S. 35.

11 Sonstige Stoffumsetzungen

Acrylsäureester → Polyacrylate

Polymere sind Makromoleküle mit sich immer wiederholenden Strukturbausteinen (Monomeren). Die Reaktion vom Momomer zum Polymer wird Polyreaktion genannt. Die Anzahl an verschiedenen Verbindungen ist sehr umfangreich und lässt sich sowohl nach der Herkunft der Polymere, nach der Art der Verknüpfungen sowie der Anzahl an Monomerarten einteilen. Weitere Einteilung und Umgruppierungen sind möglich, z. B. nach physikalischen Eigenschaften.

Herkunft: Synthetisch, halbsynthetisch oder Biopolymer

Verknüpfungsart: *Beispiele* : Poly-Ester, Poly-Amide, Polyurethane, Polyolefine und weitere

Monomerartenzahl: Monomere von einer Art: Homopolymer
Monomere von zwei verschiedenen Arten: Co-Polymer

Herkunft Polymerart	Synthetisch	Biopolymer
Homopolymer	Polyamind-Homopolymer Nylon®	Polyglucose Cellulose
Co-Polymer	Poly(Acrylsäure-Methylacrylsäure)	Polyphenole Lignin

Co-Polymere können darüber hinaus nach dem Wechsel des jeweiligen Monomers eingeteilt werden.

Block-Co-Polymer   alternierendes Co-Polymer   Pfropf-Co-Polymer

> **INFO: Filmtabletten:** In der Pharmazeutischen Technologie werden ebenfalls Polymere eingesetzt, zum Beispiel um dünne Filme über Tabletten zu ziehen. Besondere Beachtung finden dabei die Polyacrylsäuren. Sie lassen sich leicht in vielen Variationen herstellen und können durch Mischung zu Co-Polymeren synthetisiert werden, die exakt auf die Ansprüche des jeweiligen Films angepasst sind. So lassen sich Filme erzeugen, die sich erst bei einem neutral/basischen pH Wert auflösen und so den Arzneistoff vor der Magensäure schützen. Diese Filme tragen neben Ether- auch freie Säure-Funktionen (Poly-Arcyl*säure*-Methylacrylate), die eines basischen pH-Wertes bedürfen, um sie zu deprotonieren und so wasserlöslich zu machen. Über das Verhältnis von Ester zu Säure lässt sich so eine stärker verzögerte Freisetzung, das heißt in späteren Darmabschnitten, erreichen (z. B. Colon-Targeting). Darüber hinaus werden die Filme benutzt, um eine verlängerte Wirkung (Retard-Form), eine Geschmacksmaskierung oder eine leichtere Schluckbarkeit zu erzeugen. Den Vorgang, eine Tablette mit einem Film zu überziehen, nennt man Coating, die Tablette wird zur Filmtablette.

11.1 *N*-Bromsuccinimid

$\xrightarrow{\text{Br}_2, \text{NaOH}}$

11.1.

$C_4H_5NO_2$
$M_r = 99{,}09$

$C_4H_4BrNO_2$
$M_r = 177{,}98$

Benötigte Geräte:
50 mL Iodzahlkolben, 10 mL Standzylinder

Darstellung[1]:

In einem 50 mL Iodzahlkolben wird in eine eisgekühlte Lösung von 2,00 g Natriumhydroxid (50,00 mmol) in 10 mL Wasser 4,95 g Succinimid (50,00 mmol) eingetragen. Nach völliger Auflösung des Eduktes werden 10 g Eis hinzugefügt und unter möglichst kräftigem Rühren 2,72 mL Brom (8,48 g, 53,00 mmol) in einer Portion zugegossen bzw. pipettiert. Das Produkt fällt sofort als dicker Brei aus, wird noch 10 min gerührt und scharf abgesaugt. Zum Entfernen des überschüssigen Broms wird das Rohprodukt mit wenig Wasser aufgenommen und erneut scharf abgesaugt.

Ausbeute: 4,13 g (46,4 %).

Ansatz:

	Succinimid	Brom	Natriumhydroxid	Wasser
Stoffmenge	50,00 mmol	53,00 mmol	50,00 mmol	-
Einwaage	4,95 g	8,48 g; 2,72 mL	2,00 g	10 mL
Summenformel	$C_4H_5NO_2$	Br_2	HONa	H_2O
Molmasse [g/mol]	99,09	159,81	40	18,02
Dichte [g/cm³]	-	3,119	-	1,000
CAS-Nr.	123-56-8	7726-95-6	1310-73-2	7732-18-5
GHS-Pictogramm	-	☠ 🧪	🧪	-
H-Satz	-	H314, H330, H400	H290, H314	-
P-Satz	-	P210, P273, P304+P340, P305+P351+P338, P308+P310, P403+P233	P280, P301+P330+P331, P305+P351+P338, P308+P310	-

Bemerkungen:

Nach der Originalvorschrift soll der Feststoff im Exsikkator zunächst über NaOH und anschließend über P_2O_5 getrocknet werden (ohne Informationen über die jeweilige Dauer je Trocknungsmittel). Zudem zieht man mit Anlegen des Vakuums an den Exsikkator unnötig Bromdämpfe aus dem Rohprodukt, die die Umwelt belasten. Man sollte daher besser nach dem Waschen des Rohproduktes mit Wasser möglichst trockensaugen und aus Ethylacetat/Diethylether umkristallisieren.

Charakterisierung:

Schmp.: n. b. (Lit.: 170-172 °C [1])

DC: Ethylacetat/Hexan = 1:9; R_F = 0,44
IR (cm⁻¹): 3150, 3074, 2955, 2794, 1769, 1683, 1428, 1416, 1396, 1369, 1291, 1239, 1178, 1002, 934, 846, 817, 637, 555, 417.
¹H-NMR (400 MHz, DMSO-d₃): δ (ppm) = 2.52 (s, CH₂).

Literatur:
1. L. Gattermann, T. Wieland; Die Praxis des organischen Chemikers, 43. Aufl., De Gruyter Verlag, Berlin, New York, S. 197 (1982).

11.2 Nylon 6.10

$C_{10}H_{16}Cl_2O_2$
M_r = 239,171

$C_6H_{16}N_2$
M_r = 116,21

Benötigte Geräte:
250 mL Bechergläser, Einmal-Pipetten, Glasstäbe, Pinzette

Darstellung[1]:
In einem 250 mL Becherglas werden 2,2 g 1,6-Hexandiamin und 4 g Na_2CO_3 in 50 ml Wasser gelöst. Getrennt davon werden in einem anderen 250 mL Becherglas 2 ml Sebacinsäuredichlorid in 50 mL Heptan gelöst. Die erste Lösung wird vorsichtig mit der zweiten überschichtet, indem man die zweite Lösung an einem Glasstab auf die Lösung des ersten Becherglases gibt. Mit einer Pinzette wird die „Haut" an der Phasengrenze herausgezogen und als Endlos-Faser an dem Gasstab o. ä. befestigt. Der Faden kann jetzt aufgewickelt werden.

Ansatz:

	1,6-Hexandiamin	Sebacinsäure-dichlorid	Natrium-carbonat	Heptan	Wasser
Stoffmenge	19 mmol	9,4 mmol	37,7 mmol	-	-
Einwaage	2,2 g	2,24g; 2 mL	4g	50 mL	10 mL
Summenformel	$C_6H_{16}N_2$	$C_{10}H_{16}Cl_2O_2$	Na_2CO_3	C_7H_{16}	H_2O
Molmasse [g/mol]	116,21	239,14	105,99	100,20	18,02
Dichte [g/cm³]	0,83	1,12	-	0,68	1,000

	1,6-Hexandiamin	Sebacinsäure-dichlorid	Natrium-carbonat	Heptan	Wasser
CAS-Nr.	124-09-4	111-19-3	497-19-8	142-82-5	7732-18-5
GHS-Pictogramm	⚠️	⚠️	⚠️	⚠️	-
H-Satz	H302, H312, H314, H335	H302, H314, H335	H319	H225, H304, H315, H336, H410	-
P-Satz	P261, P280, P305+P351+P338, P310	P280, P301+P330+P331, P305+P351+P338, P308+P310	P260, P305+P351+P338	P210, P240, P273, P301+P330+P331, P302+P352, P403+P233,	-

Bemerkungen:

Der wässrigen Phase können zwei Tropfen Phenolphthalein-Lösung zugesetzt werden. Die rosa Farbe erleichtert die Erkennung der Phasengrenze und machen den Nylonfaden farbig.

In der Nomenklatur bezeichnet die erste Zahl die Kettenanzahl der Kohlenstoffatome der Diaminkomponente und die zweite der Dicarbonsäurekomponente, für Nylon ist zumeist 6.6 üblich. Der Versuch kann problemlos in einer Experimentalvorlesung durchgeführt werden.

Literatur:

1. Verband der Chemischen Industrie,
   https://www.vci.de/fonds/schulpartnerschaft/unterrichtsmaterialien/textilchemie.jsp
   (Zugriff: 05.10.2019).

Kniffe & Tricks

Mit diesem Warnzeichen soll der Leser auf ein mögliches Gefährdungspotential, das aus dem unsachgemäßen Umgang mit den zu verwendenden Gefahrstoffen resultiert, aufmerksam gemacht werden. Nützliche Ratschläge für ein gleichermaßen pragmatisches und sicheres Arbeiten sollen helfen, risikobehaftete Fehlerquellen zu vermeiden.

In den Synthesevorschriften wird auf die jeweiligen Tipps verwiesen, die einem das „Kochen" des Präparates erleichtern sollen. Machen Sie sich im Vorfeld mit den zu verwendenden Geräten und deren ordnungsgemäßer Bedienung vertraut.

Beachten Sie generell, dass Paraffinölbäder nicht über 160 °C erhitzt werden dürfen und weder mit Wasser oder Chemikalien verunreinigt sein dürfen.

Schliffgeräte sind vor Versuchsbeginn mit den geeigneten Fetten gangbar zu machen und ggf. im Verlauf der Reaktion ebenso zu kontrollieren. Achten Sie beim Ausgießen insbesondere von lipophilen Lösungen auf eine vorherige Entfernung des Schlifffetts vom Kolbenrand.

Alle Gefäße mit Chemikalien sind stets korrekt zu beschriften. Es sollten nur die notwendigen Mengen im Labor vorrätig gehalten werden. Abfälle werden in den jeweils entsprechenden Sonderabfallgefäßen gesammelt, verpackt, den Vorschriften entsprechend deklariert und nach Übergabe an entsprechende Stellen fachgerecht entsorgt.

Für eine rationale Anwendung der chromatographischen Aufreinigungsschritte ist Grundlagenwissen in dieser Methodik unerlässlich. Ebenso sind Kenntnisse der Infrarotspektroskopie (IR) sowie der ^{1}H-Kernresonanzspektroskopie (^{1}H-NMR) zur Auswertung der hier aufgeführten Substanzanalytiken erforderlich. Die angebenen Schmelz- und Siedepunkte sind unkorrigiert, das heißt ohne Berücksichtigung des jeweiligen beeinflussenden Luftdrucks.

Tipp 1: „Handschuhe tragen"

Da beim Arbeiten im Labor generell ein Kontakt mit toxischen Stoffen nicht auszuschließen ist, gilt es, stets Handschuhe zu tragen. Die verfügbaren Handschuhe haben aufgrund der unterschiedlichen Materialien (Nitril, Latex etc.) unterschiedliche Beständigkeiten (bitte beachten Sie die Herstellerangaben auf der Verpackung). Ferner verändert sich die Hautempfindlichkeit durch das Schwitzen beim Tragen. Hierzu liegen Hautschutzpläne in den Laboren und Schutzsalben aus.

Tipp 2: „Neutralisieren, Ansäuern, Alkalisieren"

In der Regel werden starke Säuren/starke Basen mit starken Basen/starken Säuren neutralisiert (cave: Konzentrationen). Diese Reaktionen verlaufen normalerweise unter Freisetzung von Energie, was sich in einer Erwärmung des Gemisches oder in unterschiedlich starkem Spritzen der Lösung äußern kann.

Tipp 3: „Unter Zusatz von Aktivkohle umkristallisieren"

Aktivkohle (Carbo medicinalis, Medizinische Kohle) besteht zu über 90 % aus Kohlenstoff in hoch-poröser Struktur, die der eines offenporigen Schwammes gleicht. Obwohl die Aktivkohle sehr feinkörnig ist, besitzen die einzelnen Körner durch die extrem zerklüftete Struktur eine sehr große innere Oberfläche. Diese Eigenschaft wird vor allem für die Adsorption von organischen Molekülen und Gasen in Reinigungs- und Trennprozessen genutzt. In den Abwasserkreislauf geratene Arzneimittel werden beispielsweise mit Hilfe von Aktivkohlefiltern aus dem Wasser entfernt. In der Medizin wird Aktivkohle bei Durchfallerkrankungen in Form von Kohlekompretten eingesetzt. Oral aufgenommene Gifte können durch Gabe größerer Mengen Aktivkohle adsorbiert und aus dem Körper ausgeschieden werden.

Bei der Verwendung von Aktivkohle bei der Umkristallisation sollte darauf geachtet werden, dass nicht zu viel Aktivkohle verwendet wird, eine Spatelspitze reicht. Da nicht nur die Verunreinigungen, sondern auch das gewünschte Syntheseprodukt sich gleichermaßen an die Aktivkohle adsorbiert, sollte diese erst gegen Ende der Umkristallisation zugegeben werden (für die letzten 2-3 Minuten). Ein längeres Kochen birgt die Gefahr unnötiger Ausbeuteverluste.

Tipp 4: „Zugabe von konzentrierter Säure"

Folgende Anmerkungen gelten sinngemäß auch für die Salzsäure. Die beschriebenen Gefahren im Umgang mit Säuren beziehen sich nicht alleine auf die konzentrierten, sondern auch auf die minderkonzentrierten Säuren. Das von ihnen ausgehende Gefahrenpotenzial lässt sich durch das Verdünnen nicht um den gleichen Faktor reduzieren.

Nicht nur bei der Zugabe von Wasser zur Schwefelsäure („Niemals Wasser in die Säure, sonst geschieht das Ungeheure!"), sondern auch beim Zusatz von konzentrierter Schwefelsäure zu Reaktionsgemischen oder sonstigen wässrigen Lösungen ist grundsätzlich größte Vorsicht geboten. Generell sollte beobachtet werden, in welchem Maße sich die Lösung während der Zugabe erwärmt. Wird eine organische Lösung mit Schwefelsäure versetzt, muss unter Umständen gekühlt werden, um ein unkontrolliertes Sieden des Lösungsmittels zu verhindern. Deshalb sollte hier nicht einfach in einem Becherglas, sondern in einer Rückflussapparatur unter Verwendung eines Tropftrichters gearbeitet werden. In anderen Reaktionen kann eine Erwärmung jedoch ausdrücklich erwünscht sein, um eine Reaktion überhaupt erst in Gang zu bringen.

Ein Unterschichten einer Lösung mit konzentrierter Schwefelsäure ist in jedem Falle zu vermeiden, da im Falle eines plötzlichen Rührens oder Schüttelns die gesamte Menge der Säure auf einen Schlag abreagieren kann und das Gemisch die freigesetzte Energie unkontrolliert in Form von Siedeverzügen abgibt. Ein kontinuierliches Rühren mittels eines Magnetrührers ist ratsam.

Tipp 5: „Über Natriumsulfat trocknen"

Mittels wasserfreien Natriumsulfats (alternativ kann auch wasserfreies Magnesiumsulfat verwendet werden) gelingt es, nach der Phasentrennung im Anschluss an Extraktionsprozesse den größten Anteil des Wassers aus der organischen Phase zu binden. Dazu wird Natriumsulfat in fester Form solange zur organischen Phase zu geben, bis es nicht mehr zusammenklumpt, sondern in feiner Konsistenz zu Boden fällt. Anschließend wird das Natriumsulfat filtriert und mit einer geringen Menge des gerade verwendeten organischen Lösungsmittels durchmischt und erneut filtriert.

Tipp 6: „Eine Lösung am Rotationsverdampfer bis zur Trockne einengen"

Hält man am Ende einer Reaktion oder nach einer Aufarbeitung, in der extrahiert wurde, eine organische Lösung in den Händen, ist es erforderlich, das Lösungsmittel durch Destillation abzutrennen. Hierfür ist der Rotationsverdampfer deutlich besser geeignet als eine übliche Destillationsapparatur. Da der Vorlagekolben in Rotation versetzt wird und dessen Oberfläche, von der das Lösungsmittel verdampft, durch Rotation ständig mit neuem angewärmten Lösungsmittel benetzt wird, ist das Verfahren wesentlich schneller als eine herkömmliche Destillation. Zudem können wesentlich größere Volumina destilliert werden. Durch das Einbringen von Wärme und die Reduktion des Drucks muss auf das Vermeiden eines Siedeverzugs geachtet werden.

Tipp 7: „Mit Wasser waschen"

Eine organische Phase waschen:
Das Waschen einer organischen Phase mit Wasser bezeichnet nichts anderes als das Extrahieren derselben mit Wasser. Dieser Reinigungsschritt dient zum Beispiel dem Abtrennen polarer Stoffe oder dem Neutralisieren der organischen Phase.

Einen gerade aus einer Lösung filtrierten Feststoff waschen: Der Rückstand wird in Wasser ausgeschwemmt (ggf. gerührt) und erneut filtriert.

Tipp 8: „Säulenchromatographische Reinigung"

Bitte beachten Sie das erforderliche Säulenmaterial (meist Kieselgel) sowie die Zusammensetzung des entsprechenden Fließmittels. Meistens werden Vorproben mittels Dünnschichtchromatographie (DC) durchgeführt, die nicht nur den Stand der Produktbildung, sondern auch geeignete Fließmittelzusammensetzungen aufzeigen. Zum Auffangen der Fraktionen und deren Reinheitsüberprüfung kann ebenfalls eine DC durchgeführt werden. Die Beladungskapazität der Säule muss den Trennerfordernissen angepasst sein. Um eine Verwirbelung des Säulenmaterials bei der Probenauftragung zu vermeiden, empfiehlt es sich, eine dünne Sandschicht als Abdeckschicht zu verwenden. Bei Verwendung einer Säule mit Glasschliffhahn ist die Verwendung von Graphit als Schmiermittel (bzw. Teflondichtungen) der von Schlifffett häufig vorzuziehen, da ein Auswaschen vermieden wird.

Bei allen chromatographischen Verfahren (DC, SC etc.) wird eine Grundkenntnis der Prinzipien der Trennung vorausgesetzt.

Tipp 9: „Im Exsikkator über $CaCl_2$ trocknen"

Der Exsikkator gewährleistet eine effektive Trocknung von Feststoffen. Auf dem Boden des Exsikkators befindet sich ein geeignetes Trocknungsmittel (z. B. $CaCl_2$) in einer Kristallisierschale. In der oberen Ebene wird die zu trocknende Substanz in einer Petrischale oder Kristallisierschale platziert. Der Exsikkator kann unter Normaldruck oder unter Vakuum betrieben werden. Ein Hahn im Deckel bietet die Anschlussmöglichkeit eines Vakuumschlauches. Bei Verwendung einer Wasserstrahlpumpe sollte unbedingt eine Sicherheitsflasche zwischengeschaltet werden, um zurück schlagendes Wasser daran zu hindern, in den Exsikkator zu gelangen. Zudem sollte die zu trocknende Substanz in der Kristallisierschale mit einem Uhrglas abgedeckt werden, um zum Beispiel ein Verwirbeln der Substanz bei zu schnellem Belüften des Exsikkators zu vermeiden.

Das Trocknungsmittel muss regelmäßig auf Funktionstüchtigkeit überprüft und ausgewechselt werden, sobald es seine trockene, pulvrige Konsistenz verliert und sich verflüssigt oder verklebt.

Damit der Exsikkator luftdicht verschlossen werden kann, werden Deckel und Rumpfgefäß über einen Planschliff, der zuvor mit geeignetem Schlifffett belegt wurde, miteinander verbunden. Oft bereitet das Öffnen des Exsikkators nach dem Belüften relativ große Schwierigkeiten. Auf keinen Fall sollte hierbei mit zu viel Krafteinsatz zu Werke gegangen werden, da sich der Deckel wider Erwarten doch plötzlich lösen und, geschossähnlich über den Labortisch fliegend, großen Schaden anrichten kann. Neben den Gefahren, die von zerbrochenen Chemikalien- und Reaktionsgefäßen ausgehen können, ist der entstandene Sachschaden möglicherweise immens.

Man sollte sich beim Aufsetzen des Deckels angewöhnen, den Hahn in die Richtung zeigen zu lassen, in die man den Deckel schiebt. Beim Öffnen schiebt man einfach in der Richtung, in die der Hahn zeigt, weiter – in der Regel, ohne größeren Kraftaufwand betreiben zu müssen.

Ein regelmäßiges Erneuern des Schlifffettfilms inklusive einer gründlichen Reinigung der Planschliffe trägt ebenfalls zur besseren Handhabung des Deckels bei.

Andere Trockenmittel (z. B. konz. H_2SO_4) sind häufig ebenso geeignet, führen aber möglicherweise zu einem veränderten Restwassergehalt und beinhalten andere Gefahrenquellen.

Tipp 10: „Umkristallisieren"

Die Umkristallisation dient der Reinigung des hergestellten Präparates und ist bei Feststoffen grundsätzlich nach jeder Reaktion durchzuführen. Sollten sich am Ende der Umsetzung bereits ansehnliche Kristalle bilden, ist die Verlockung natürlich groß, diese einfach zu filtrieren und das Präparat zu trocknen. Während des Auskristallisierens adsorbieren jedoch Verunreinigungen an die Kristalle oder werden während des Wachstums in den Kristallen eingeschlossen. Eine Reinigung ist also in jedem Fall angezeigt. Zu den abzutrennenden Verunreinigungen zählen nicht-umgesetzte Edukte, entstandene Nebenprodukte sowie Katalysatoren, Säuren oder Basen und inerte Hilfsstoffe wie Siedesteine.

Bei der Umkristallisation macht man sich oft nur geringfügige Unterschiede in der Polarität der voneinander zu trennenden Verbindungen bzw. ein unterschiedliches Solvatationsvermögen von Lösungsmitteln zu Nutze. Idealerweise wird eine organische Verbindung in einem Lösungsmittel, in dem sie sich aufgrund zu hoher Polaritätsunterschiede zumindest bei Raumtemperatur nur mäßig löst, bis zum Rückfluss erhitzt. Die Verbindung löst sich in der Hitze, wenn erforderlich unter weiterer Zugabe des Lösungsmittels, und kristallisiert beim Abkühlen aus der Lösung aus.

Ein Beispiel für eine einfach verlaufende Umkristallisation wäre das allmähliche Auflösen einer Carbonsäure in heißem Wasser, das Filtrieren der Verunreinigung und das relativ schnelle Auskristallisieren des Produktes beim Abkühlen. Die Erfahrung zeigt jedoch, dass sich viele Carbonsäuren aufgrund ihrer oftmals sehr lipophilen Grundkörper nicht in der Hitze lösen, sondern schmelzen und sich als Öle abscheiden. Somit ist dieses Prozedere bei weitem nicht auf jede beliebige Carbonsäure anwendbar. Es existiert kein universell gültiges Protokoll für ein auf Anhieb erfolgreiches Umkristallisieren. Jeder organische Feststoff verhält sich beim Reinigungsversuch so individuell, dass die erforderlichen Bedingungen nicht selten mühsam und zeitintensiv auf ihn abgestimmt werden müssen. Diese Suche erfordert Geduld.

Die Verwendung organischer Lösungsmittel birgt den Vorteil in sich, dass diese fast beliebig miteinander kombinierbar sind. Der Feststoff lässt sich beispielsweise in einem lipophilen Lösungsmittel lösen und von Verunreinigungen abfiltrieren (evtl. unter Wärmeeinsatz). Durch langsamen Zusatz eines anderen lipophilen oder gar hydrophilen Lösungsmittels, in dem der Stoff kaum löslich ist, lässt sich der Stoff wieder zur Fällung bringen. Hierbei ist jedoch zu bedenken, dass der Fällungsprozess mit zunehmenden Unterschieden der Lipophilie der verwendeten Lösungsmittel so sehr beschleunigt werden kann, dass der erwünschte Reinigungseffekt ausbleibt.

Tipp 11: „Ausschütteln"

Wässrige (Reaktions-)Lösungen lassen sich mit organischen Lösungsmitteln, die sich nicht mit Wasser mischen (z. B. Diethylether, Ethylacetat, Dichlormethan), ausschütteln. Dabei gehen lipophile Verbindungen in die organische Phase über und lassen sich von hydrophilen Stoffen (Reagenzien, Katalysatoren, Edukten), die in der wässrigen Phase verbleiben, trennen. Ausschlaggebend für das Ausmaß, in dem sich die lipophile Verbindung aus der wässrigen Phase extrahieren lässt, ist der Verteilungskoeffizient (Nernst'scher Verteilungssatz). Dieser gibt das Verhältnis der Konzentrationen eines Stoffes in der lipophilen Phase zu dessen Konzentration in der wässrigen Phase als Konstante wider.

Tipp 12: „Die noch heiße Reaktionslösung unter intensivem Rühren vorsichtig in Eiswasser gießen"

Den Kolben in einem mit Wasser angefeuchteten (kühlt und bietet mehr Griffigkeit) Putz- bzw. Handtuch einwickeln, sodass man den Kolben gut anfassen kann und nicht aufgrund der Hitze Gefahr läuft, ihn fallen zu lassen. Handschuhe bergen immer die Gefahr, dass der Kolben aus den Fingern gleitet. Gleiches gilt für Schlauchstücke, die oft von Studenten längs aufgeschnitten und zum Schutz vor der Hitze über zwei bis drei Finger gestülpt werden. Zudem sollte man vor Abnahme des Kolbens aus der Rückflussapparatur einen geeigneten Korkring oder ein ausreichend großes Becherglas bereitstellen, in das man den Kolben im Notfall jederzeit hineinstellen könnte. Beachten Sie ebenfalls, dass kein Schlifffett oder ähnliches beim Übergießen übertragen wird.

Tipp 13: „Das auskristallisierte Rohprodukt mit Eiswasser waschen"

Die Filtration kann entweder im gewöhnlichen Glastrichter erfolgen oder — was oft praktikabler ist — mit Hilfe einer Saugflasche (Vakuum) und einem Büchnertrichter bzw. einer „Fritte". Nachdem das Rohprodukt in den Trichter übergeführt worden ist und die Reaktionslösung durch den Trichter gelaufen ist, wird das Waschwasser dazugegeben. Dabei ist im Falle des Filtrierens unter Vakuum darauf zu achten, dass das Saugen unterbrochen wird, damit genug Zeit zum Waschen des Rohproduktes verbleiben kann und das Waschwasser nicht zu schnell durch den Trichter fließt. Andererseits kann es vor allem beim Waschen mit organischen Lösungsmitteln erforderlich sein, dass zügig gewaschen wird, um ein Lösen des gewünschten Produktes im größeren Umfang zu verhindern. Es ist zudem ratsam, den Filterrückstand nach Zusatz des Waschmediums mit einem Spatel oder Glasstab gut durchzurühren, um ein kontinuierliches und einheitliches Waschen zu gewährleisten.

Tipp 14: „Aussalzen"

Die wässrige Phase wird mit Zusätzen von NaCl, Na_2SO_4, Na_2CO_3 o. ä. versetzt oder eine entsprechend gesättigte Lösung verwendet, so dass beim Ausschütteln mit wasserlöslichen Alkoholen o. ä. eine erleichterte Phasentrennung stattfindet. Die gesättigte Lösung sollte möglichst einige Tage im Vorfeld vorbereitet werden.

Tipp 15: „Anpressen des Filterkuchens"

Durch langsames Erhöhen des Unterdrucks kann die Ausbildung eines Filterkuchens verbessert werden. Mit einem Glasstopfen (ohne Schlifffett, ggf. Griffseite verwenden) kann das Material fest auf den Trichter gedrückt werden.

Register

A

Acetaminophen 89
2-Acetoxybenzoesäure 78
Acetylcholinchlorid 87
Addition an nicht aktivierte C-C-Mehrfachbindungen 37ff
Adipinsäurediethylester 79
AIBN siehe Azobis(isobutyronitril)
Aktivkohle, umkristallisieren 162
Alkalisieren 161
4-Aminobenzoesäureethylester 83
Ansäuern 161
Anthranilsäure 143
Aussalzen 166
Ausschütteln 165
Azobis(isobutyronitril) 11, 16
Azofarbstoffe 119

B

Beckmann-Umlagerung 64, 90, 116, 146
Benzhydrol 134, 150
Benzilsäure 141
Benzocain 83
Benzoesäureethylester 81
Benzohydroxamsäure 94
N-Benzoylglycin 91
Bicyclo[2.2.2]-2,3;5,6-dibenzoocta-2,5-dien-7,8-dicarbonsäure-anhydrid 45
endo-Bicyclo[2.2.1]hept-2-en-5,6-dicarbonsäureanhydrid 46
Brombutan 24
3-Bromcyclohexen 13
1-(Brommethyl)-2-nitrobenzen 15
N-Bromsuccinimid (NBS) 12, 13, 157
Butylethylether 25

C

Carbonyldiimidazol (CDI) 118
Carbonylverbindungen 76ff
CDI siehe Carbonyldiimidazol
Chemoselektivität 51
2-Chlor-N-(2,6-dimethylphenyl)acetamid 93
4-Chlorbenzoesäure 127
Chlorcyclohexan 17
Corey-Seebach-Reaktion 148
Cyclohexa-1,3-dien 53
trans-1,2-Cyclohexandiol 41
Cyclohexen 52
3-(Chlormethyl)phenol 30

D

DCC siehe Dicyclohexylcarbodiimid
Dess-Martin-Periodinan 68
Dibenzylidenaceton 111
(R,S)-Dibrombernsteinsäure 43
trans-1,2-Dibromcyclohexan 39
Dicyclohexylcarbodiimid (DCC) 118
Diels-Alder-Reaktion 48
2-(Diethylamino)-N-(2,6-dimethylphenyl)acetamid 34
2,4-Dihydroxybenzoesäure 57
3-(N,N-Dimethylaminomethyl)indol 71
1,1-Dimethylbiguanid-HCl 101
3,5-Dimethyl-1,4-dihydro-2,6-dimethyl-4-(2-nitrophenyl)pyridin-3,5-dicarboxylat siehe Nifedipin
2,2-Dimethyl-1,3-dioxan-4,6-dion 104
N,N-Dimethyl-4-nitrosoanilin 65
N,N-Dimethylpiperidiniumiodid 22
Diphenylmethanol 134, 150
(E,E)-1,5-Diphenylpent-1,4-dien-3-on 111

E

Einengen, am Rotationsverdampfer bis zur Trockne 163
Elektrophil 19
Eliminierung unter Bildung von C-C-Mehrfachbindungen 49ff
Eiswasser, unter intensivem Rühren vorsichtig hineingießen 166

F
Filmtablette 157
Filterkuchen, anpressen 166
Finkelstein-Reaktion 28

G
Grignard-Reaktionen 148, 153

H
Handschuhe tragen 161
Harnstoff 77
Hippursäure 91
HOBt siehe Hydroxybenztriazol
Hofmann-Abbau 23
(E)-4'-Hydroxyacetophenonoxim 114
N-Hydroxybenzamid 94
4-Hydroxybenzoesäurehydrazid 99
4-Hydroxybenzoesäuremethylester 85
4-Hydroxybenzoesäure-(5-nitrofurfuryliden)-hydrazid 106
Hydroxybenztriazol (HOBt) 118
Hydroxydiphenylessigsäure 141
3-(Hydroxymethyl)phenol 136
1-(4-Hydroxyphenyl)ethanonoxim 114
N-(4-Hydroxyphenyl)acetamid 89, 145
2-(3-Hydroxyphenyl)acetonitril 32

I
INH siehe Isonicotinsäurehydrazid
4-Iodanilin 67
1-Iodbutan 27
Isoniazid 96
Isonicotinsäurehydrazid 96

K
Katalyse 134
Ketogruppen 76
Kniffe & Tricks 161ff
Knoevenagel-Reaktion, Doebner-Variante 108
Kohlensäure 77
Konstitutionsformel 140
Kröhnke 122
Kupplungsreagenzien 118

L
Lidocain 34
Lunges-Reagenz-I 119
Lunges-Reagenz-II 119

M
Malonatdiester-Deprotonierung 148
Metformin-Hydrochlorid 101
Michael-Addition 37

N
β-Naphtholorange-Natrium 125
NBS siehe N-Bromsuccinimid
Neutralisieren 161
Nifedipin 112
Nifuroxazid 106
Nipagin 85, 86
Nipasol 86
4-Nitroacetanilid 62
2-Nitrobenzaldehyd 120
1-(2-Nitrobenzyl)pyridiniumbromid 29
5-Nitrofurfurylidendiacetat 73
2-Nitrophenol 59
4-Nitrophenol 59
2-(4-Nitrophenyl)-1,3-dioxolan 102
Nukleophil 19
Nylon 6.10 159

O
Oxidationen 132ff

P
Paracetamol 89, 116, 145
N-Phenylacetamid 116
3-Phenylpropionsäure 138

R
Radikalstarter-Moleküle 11
Reduktionen 132ff
Regioselektivität 51
Reinigung, säulenchromatographische 163
Retrosynthese 148

S

Salicylsäure 123
Schotten-Baumann-Variante 82
Selektivität 51
SSS/KKK-Eselsbrücke 56
Stereochemie 140
Stereoselektivität 51
Substitution am Aromaten 55ff
Substitution, nukleophile am sp^3-hybridisierten Atom 19ff
Substitution, Radikalische 11ff

T

(-)-4-Toluensulfonsäure-menthylester 130
2,4,6-Tribromphenol 69
Triphenylcarbinol 152
Triphenylmethanol 152
Trocknen, im Exsikkator über CaCl2 164
Trocken, über Natriumsulfat 163

U

Übergangszustände 20
Umkristallisieren 164
Umlagerungsreaktionen 140ff
Umpolungsreaktionen 148ff
Urethane 77

W

Walden-Umkehr 21
Waschen, mit Eiswasser 166
Waschen, mit Wasser 163
Wheland-Zwischenstufen 55

Z

Zimtsäure 108
Zugabe von konzentrierter Säure 162
Zwischenprodukte 20